超声介导化学消融治疗肝癌

主 编 林礼务 薛恩生

科学出版社

北 京

内 容 简 介

本书在原发性肝癌及门静脉癌栓的诊断与超声介入治疗方面提供了大量的资料，重点介绍超声介导化学消融治疗肝癌的方法、操作要点、注意事项及不良反应的处理等，并对特殊部位的肝癌、严重肝硬化合并肝癌、老年肝癌患者等超声介导化学消融方法与注意事项等做了较深入的介绍。

本书资料新颖、内容丰富、注重规范，有利于普及与推广，具有较强的实用性，可供广大临床超声医学工作者参考与借鉴，亦可供各科临床医师、影像医学专业医师和研究生学习与参考。

图书在版编目(CIP)数据

超声介导化学消融治疗肝癌 / 林礼务,薛恩生主编 .—北京:科学出版社,2015.3

ISBN 978-7-03-043374-9

Ⅰ. 超…　Ⅱ.①林…②薛…　Ⅲ. 肝癌-导管消融术　Ⅳ. R735.705

中国版本图书馆 CIP 数据核字(2015)第 031221 号

责任编辑:丁慧颖　杨小玲 / 责任校对:蒋　萍
责任印制:肖　兴 / 封面设计:陈　静

科 学 出 版 社 出版
北京东黄城根北街 16 号
邮政编码:100717
http://www.sciencep.com

北京利丰雅高长城印刷有限公司 印刷
科学出版社发行　各地新华书店经销

*

2015 年 3 月第　一　版　开本:787×1092　1/16
2016 年 2 月第二次印刷　印张:7
字数:151 000

定价:108.00 元
(如有印装质量问题,我社负责调换)

《超声介导化学消融治疗肝癌》编写人员

主　　编　林礼务　薛恩生
副 主 编　何以敉　高上达
主编助理　林振湖
编　　者　(按姓氏笔画排序)
　　　　　杨嘉嘉　何以敉　陈志奎
　　　　　林礼务　林学英　林振湖
　　　　　林晓东　俞丽云　高上达
　　　　　薛恩生

前　言

　　肝癌是常见恶性肿瘤。经过医学工作者多年的不懈努力,肝癌的诊断、治疗均取得了巨大的成就,但大肝癌及晚期肝癌整体疗效不佳,特别是门静脉癌栓的诊断与治疗及如何解决肝癌的复发问题等,未达到所期望的疗效。

　　目前肝癌的治疗仍以外科手术切除为主,但仅15%～30%的肝癌患者可以从外科手术中获益。研究表明,65%以上的肝癌伴有各级门静脉分支的癌栓,甚至2cm肝癌已有20%～30%存在门静脉侵犯,而门静脉癌栓目前仍缺乏有效的治疗方法,严重影响了肝癌患者预后。自20世纪80年代起,在各种影像技术引导下的肿瘤局部消融治疗(包括物理消融与化学消融治疗)蓬勃发展,因其可以最大限度原位灭活肿瘤组织,已经被广泛应用于临床,并取得良好的疗效,特别是1983年日本学者率先应用超声引导无水乙醇瘤内治疗小肝癌取得成功后,该技术成为临床上重要的肝癌消融方法。其对小肝癌的疗效可与外科手术相媲美,且费用低廉。但无水乙醇注射剂量、注射次数及注射的间隔时间尚缺乏公认的标准,因此所报道的疗效与复发率差异甚大,甚至将治疗不规范引起的肿瘤复发归咎于乙醇治疗造成的癌细胞残留。

　　我们通过20多年的超声介入临床经验及实验研究,提出了超声引导注射无水乙醇消融治疗肝癌的量化概念。本书重点介绍了无水乙醇瘤内注射的化学消融方法与量化治疗肝癌的各种实际应用技术,特别对门静脉癌栓、特殊部位肝癌如生长于肝表面与包膜下的肝癌、严重肝硬化合并肝癌和老年肝癌患者等特殊化学消融适应证与方法及其注意事项给予较详细的介绍,力求做到图文并茂,便于理解与掌握,以供各级超声医师及相关的临床医师参考,也作为福建医科大学附属协和医院超声科成立33周年、福建省超声医学研究所成立13周年的临床工作与研究实践的总结。

　　本文在撰写过程中,得到福建医科大学附属协和医院相关科室的支持与帮助,同时得到超声科全体同仁与研究生的热忱帮助,在此表示衷心感谢。

　　本书内容系临床实践总结,由于编著水平与时间的限制,不足之处在所难免,恳请广大同道批评指正并给予宝贵意见。

林礼务　薛恩生
2014年冬于福建医科大学附属协和医院超声科

目　　录

第一章 肝的组织解剖概要

一、肝的大体形态与结构

肝呈楔形,上面隆凸光滑,与膈肌形态一致,下面凹凸不平,其上下径为 15~17cm,横径为 20~21cm,前后径为 12~15cm。肝上面的镰状韧带的附着线将肝上方分为左、右两叶,前者小而扁,略呈三角形,但发育变异多,据文献报道左叶有大至脐平与右叶等大者;肝右叶大而圆,形似半球,比较恒定,基本位于右季肋内。肝下面有"H"沟,其横沟即胆管、肝动脉和门静脉等组成的肝门(即第一肝门);左纵沟为肝下面的左、右叶分区的标志,其前部有镰状韧带及其游离下缘包绕的肝圆韧带,其后部有静脉韧带;右纵沟前部为容纳胆囊的胆囊窝,后部为腔静脉窝,下腔静脉位于此(即第二肝门)(图 1-1 和图 1-2)。

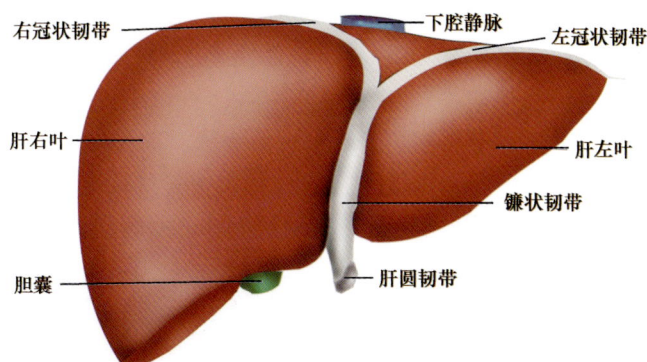

图 1-1　肝前面观

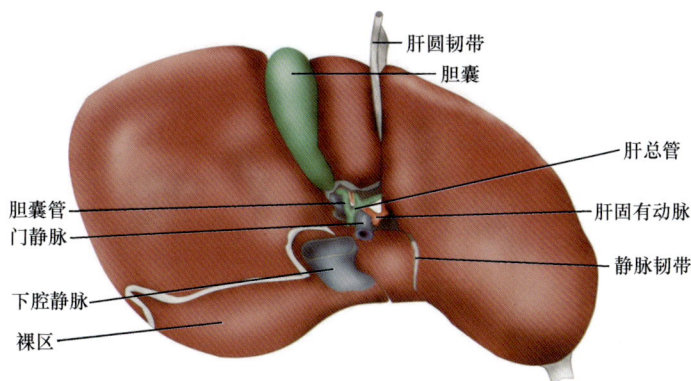

图 1-2　肝面观

肝的形态变化较多,可分为长型肝、短型肝和中间型肝。肝的形态与体型有密切关系。如矮胖型人的肝多较宽,其左叶常超过左锁骨中线,呈长型肝;瘦长型人的肝多上下径增大,左叶常不超过左锁骨中线,呈短型肝。

二、肝的韧带、裂隙与肝周间隙

(一) 肝的韧带

肝有许多韧带,是由腹膜皱襞形成的条索状结缔组织,依托这些韧带将肝与其近邻的脏器和组织相连接,如肝与横膈、腹壁、胃、十二指肠、肾和结肠等相连接,起到固定肝的作用。超声诊断时,注意识别这些韧带的结构与声像图特点,有助于超声的分区与定位。

1. 镰状韧带

镰状韧带将肝的膈面分为左、右两部分,其下端脐切迹和肝圆韧带相连,上端向后上延伸与冠状韧带相连接,其前缘与腹前壁和横膈相连。镰状韧带较薄,正常情况下超声难以显示。腹腔积液较多时,于肝前上方可显示镰状韧带(图1-3)。

2. 肝圆韧带

肝圆韧带起自脐,移行至脐切迹,经镰状韧带游离缘的两层腹膜之间达脐静脉窝,止于门静脉左支的囊部,与静脉韧带相连。肝圆韧带是胎儿脐静脉在出生后闭合而成的纤维索样结构。超声检查时,剑突下向上斜切面时可见于门静脉左支矢状段下缘近圆形高回声点,有时误认为结石图像。剑下纵切面时,可见自门静脉左支矢状段囊部向左侧腹壁走行的长条状高回声带(图1-4),门静脉高压时可见扩张的脐静脉于前腹壁直至脐部。

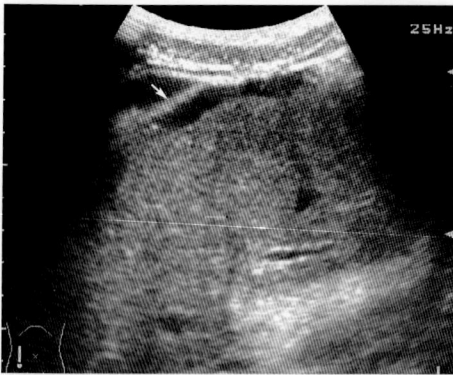

图1-3 腹腔积液中见镰状韧带(箭头所示)

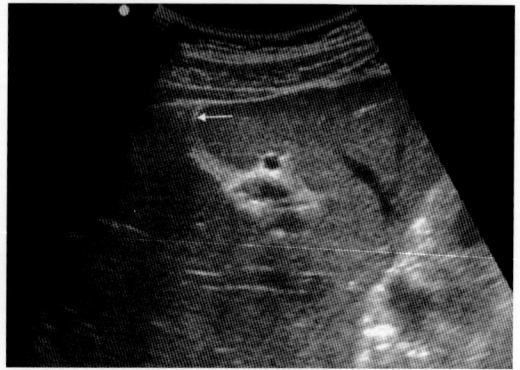

图1-4 肝圆韧带(箭头所示)

3. 静脉韧带

静脉韧带是胎儿肝门静脉连接下腔静脉的静脉导管闭合而成,止于肝左静脉下壁。在超声检查时,可见于肝门静脉左支矢状段上缘至下腔静脉前缘之间的条索状高回声带(图1-5)。

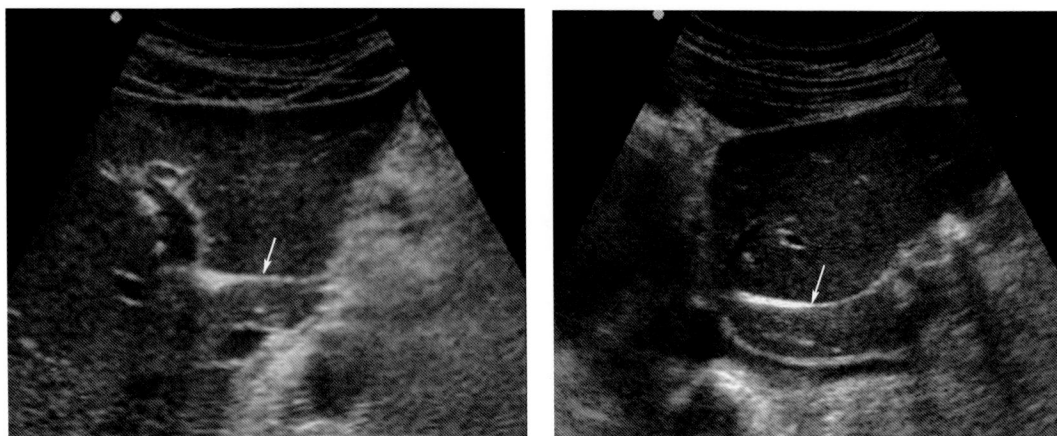

图 1-5　肝静脉韧带(箭头所示)

4. 左、右冠状韧带

左、右冠状韧带是肝脏面和膈面腹膜返褶至横膈而成,有左、右冠状韧带,分前后两层,前层为镰状韧带向左、右延伸部分,两层之间为肝裸区,在右冠状韧带中央部分为第二肝门,其后面有下腔静脉。超声检查一般不易显示冠状韧带的图像。

5. 左、右三角韧带

左、右三角韧带位于肝的左右两角,为肝左、右冠状韧带前后两层延伸汇合而成,与横膈相连。超声检查不易显示,仅于腹腔积液较多时可于肝左、右叶外侧显示漂浮的三角韧带呈索条状高回声带(图 1-6)。

6. 肝十二指肠韧带

肝十二指肠韧带位于肝的横沟与十二指肠第一段之间,其左侧与肝胃韧带相连,右侧缘游离,其后方为网膜孔。此韧带由两层腹膜组成,其间含有肝固有动脉、门静脉主干、胆总管、淋巴组织与神经纤维等,又称为肝蒂。超声检查可于静脉韧带下缘左侧显示高回声带(图 1-7)。

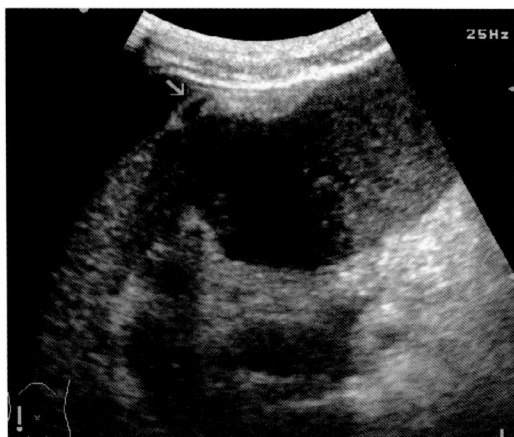

图 1-6　右三角韧带(箭头所示)

7. 肝胃韧带

肝胃韧带起自胃小弯,与肝脏面的静脉韧带相连接,其右缘移行至十二指肠韧带。超声检查可于十二指肠韧带左缘见向左延伸至胃小弯处的高回声带(图 1-8)。

8. 肝肾韧带

肝肾韧带由右冠状韧带后层越过右肝的脏面到达右肾和右肾上腺前面形成的肝肾韧带。超声检查不易显示。

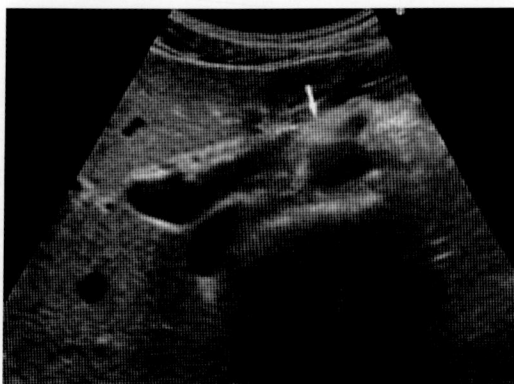

图 1-7　肝十二指肠韧带(箭头所示)

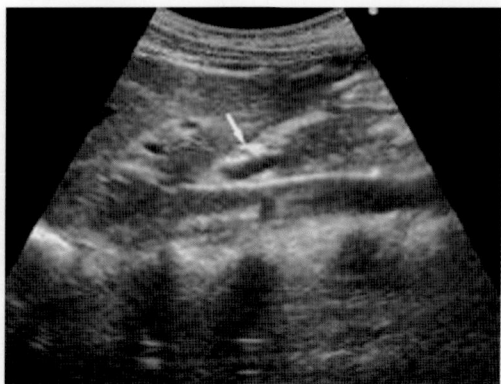

图 1-8　肝胃韧带(箭头所示)

9. 肝结肠韧带

肝结肠韧带位于右肝下缘与横结肠肝区之间。超声检查不易显示。

(二) 肝的裂隙

肝的裂隙有正中裂、左叶间裂、右叶间裂及两个段间裂和一个背裂。

1. 正中裂

正中裂在肝的膈面,起自胆囊切迹,向后上方延伸抵于肝中静脉进入下腔静脉处,在肝的脏面,以胆囊窝和腔静脉窝为界(即下腔静脉)。正中裂将肝分成左、右两半肝,通常右半肝较左半肝大,约占全肝质量的 60%。超声检查不易显示正中裂,但正中裂的平面内有肝中静脉通过,因此在肝内可用肝中静脉作为左、右半肝的标志。

2. 左叶间裂

左叶间裂起自脐切迹,向后上方抵于肝左静脉进入下腔静脉处,膈面以镰状韧带附着线为界,脏面以"H"沟的左纵沟和静脉韧带为标志,在左叶间裂内有肝左静脉的叶间支经过,故将左半肝分成左外叶和左内叶(方叶)。

3. 右叶间裂

右叶间裂起自肝的右下缘,相当于胆囊切迹与外缘的外、中 1/3 交界处,斜向右后方抵于肝右静脉进入下腔静脉处。肝右叶间裂将右半肝分成右后叶和右前叶。右叶间裂的平面内有肝右静脉经过。

4. 左段间裂

左段间裂位于肝左外叶内,起自肝左静脉进入下腔静脉处,与左叶间裂交成锐角,然后斜行向外侧抵于肝左缘的后、中 1/3 交界处,将肝左外叶分成左外上段与左外下段。于左段间裂的平面内有肝左静脉的段间分支经过。

5. 右段间裂

右段间裂于肝的脏面相当于肝门横沟的右端与肝右缘中点连线的平面,再转到膈面,向左至右叶间裂,将肝右后叶分成上段与下段。

6. 背裂

背裂位于肝后上缘的中部,肝尾状叶的前方,是肝静脉进入下腔静脉处。背裂呈一弧形线,将肝尾叶和其他肝叶分开。

(三) 肝周间隙

膈下区是横膈之下、横结肠及其系膜之上的一个大间隙,肝居于其中。肝及其周围韧带将膈下区又分为若干间隙,即肝上间隙与肝下间隙。肝上间隙被镰状韧带分成右肝上间隙和左肝上间隙。右肝上间隙又被右冠状韧带和三角韧带分为右前肝上间隙和右后肝上间隙。肝下间隙被肝圆韧带和静脉韧带分为右肝下间隙和左肝下间隙,而左肝下间隙又被肝胃韧带(小网膜)分为左前肝下间隙和左后肝下间隙(小网膜囊)。这些间隙,尤其是右肝上间隙和肝下间隙,通常是膈下积液与脓肿的好发部位,是超声检查应注意的部位。

三、肝的分叶与分段

(一) 肝门区的解剖概要

1. 第一肝门

第一肝门临床上习惯称为肝门。第一肝门区是肝内血管分支和肝管汇合的开始部位,也是肝内管道变异的开始部位,同时也是超声检查观察肝内管道的重要部位。因此,熟悉第一肝门的解剖对超声诊断肝内许多病变有重要意义(图 1-9)。

门静脉、肝动脉及肝自主神经和淋巴管、淋巴结均包在肝十二指肠韧带内,又称肝蒂。它们到达第一肝门处,分成相应的分支,通过肝门处的横沟、右切迹和脐静脉窝进入肝内。

在第一肝门处血管与胆管的关系甚为复杂,但进入肝后,彼此间的关系便较恒定。通常门静脉的位置比较恒定。在第一肝门处,这三者间的位置关系是肝动脉居左,胆总管居右,门静脉在两者的后方,大部分在胆总管的左侧。当它们到达第一肝门时,左、右肝管和胆总管在前方,左、右肝动脉在内侧,门静脉及其左、右干在后方。这 3 种管道的分叉

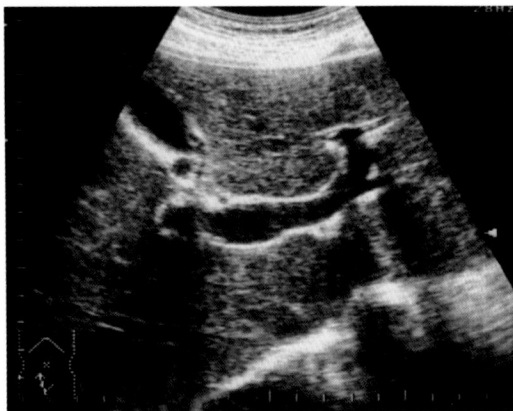

图 1-9　第一肝门

部位或汇合部位的高低关系:左、右肝管的汇合部位最高;门静脉的分叉部位次之;肝动脉的分叉部位最低。

2. 第二肝门

第二肝门位于肝脏的膈面,是 3 支主要肝静脉汇入下腔静脉的地方(图 1-10)。

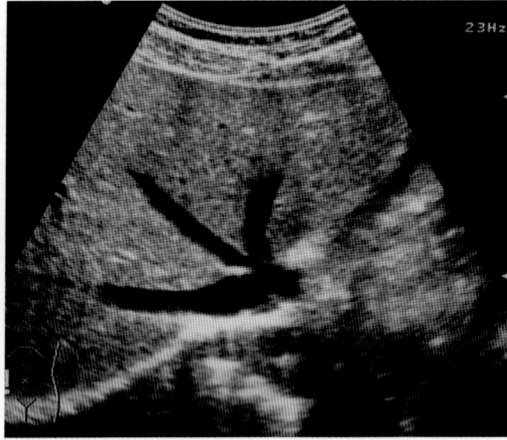

图 1-10　第二肝门

3 支主要肝静脉汇入下腔静脉的情况完全不同。在大多数情况下,肝右静脉单独汇入下腔静脉,肝中静脉多与肝左静脉汇合后,再注入下腔静脉。

在第二肝门处除肝左、中及右静脉进入下腔静脉外,有时还有附加的肝短静脉,即左、右后上缘肝静脉单独进入下腔静脉,以及偶有副肝中静脉(紧靠肝中静脉右侧单独流入下腔静脉)存在,故在第二肝门处静脉的开口数有时可达 5、6 条,超声检查时应予注意观察。

3. 第三肝门

第三肝门是指肝短静脉汇入肝后下静脉窝处,其左侧是尾状叶,右侧为右半肝和尾状突。肝短静脉分别开口于肝后下腔静脉前壁的两侧。左侧主要接受尾状叶、肝短静脉的回流,右侧主要接纳来自右后叶及尾状突的数支肝短静脉。其中 1 支较为粗大,位于下腔静脉远端的右前壁,称为肝右后侧静脉。

(二) 肝的分叶分区

肝分叶与分段是根据肝内管道、韧带的走向进行的。

肝管道复杂,可分为 Glisson 系统、肝静脉系统和淋巴管系统。Glisson 系统包括门静脉、肝动脉和胆管,它们在肝内的走行基本一致。其中,门静脉最粗且位置较恒定,作为肝内分叶、分段的主要依据;肝静脉源于肝小叶的中心静脉,汇集后向膈顶处的第二肝门集中,分为肝左、肝中、肝右静脉 3 大主干,并与数支较小的静脉汇入下腔静脉;肝动脉与胆管均在门静脉前方且皆较细小,肝总管与胆囊管汇合而成胆总管。

肝内有许多裂隙,是肝叶和肝段之间的分界标志,但超声检查不易显示这些裂隙,然而这些裂隙与肝内管道或韧带的走向常一致,因此根据管道与韧带的走向即可对肝进行分区、分段。目前临床上将肝分为左、右 2 叶,每叶又分为 4 段,共 8 段(8 区)(图 1-11)。

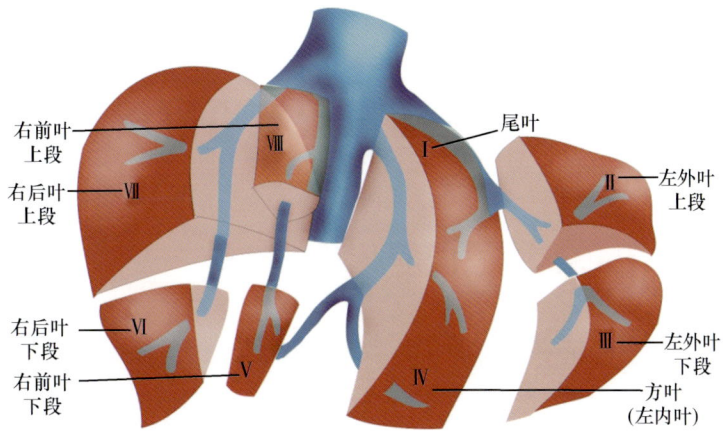

图 1-11　肝的分叶和分段

四、正常肝的超声图像

参见以上各部分。

（林礼务）

第二章 肝的血循环系统与肝癌的供血特点

一、门静脉解剖概要

门静脉系统在腹部超声显像中占重要地位,往往成为胰腺超声显像、肝管定位及判断门静脉高压等的重要标志。门静脉由脾静脉和肠系膜上静脉汇合于胰颈背侧后形成门静脉干,于十二指肠上部向右上斜行,走行于十二指肠韧带之中,其位于胆总管和肝动脉之后,与其后方的下腔静脉形成交叉,两者之间为网膜孔。至肝门处(第一肝门)分左、右2支入肝。门静脉右支相对粗短,在右肝内向右水平走行,又分2支,即前叶静脉和后叶静脉,少数后叶静脉又分为后叶上段静脉和后叶下段静脉。门静脉左支略长,入左肝后分为横部、角部、矢状部和囊部,横部与门静脉右支约成120°角,穿过肝尾叶、方叶至矢状部(位于肝左叶间裂中),由矢状部又分出左内叶支、左外下段支,并由矢状部和横部交界的角部分出左外上段支,致使门静脉左干及其分支在肝内构成"工"字形分布(图2-1)。

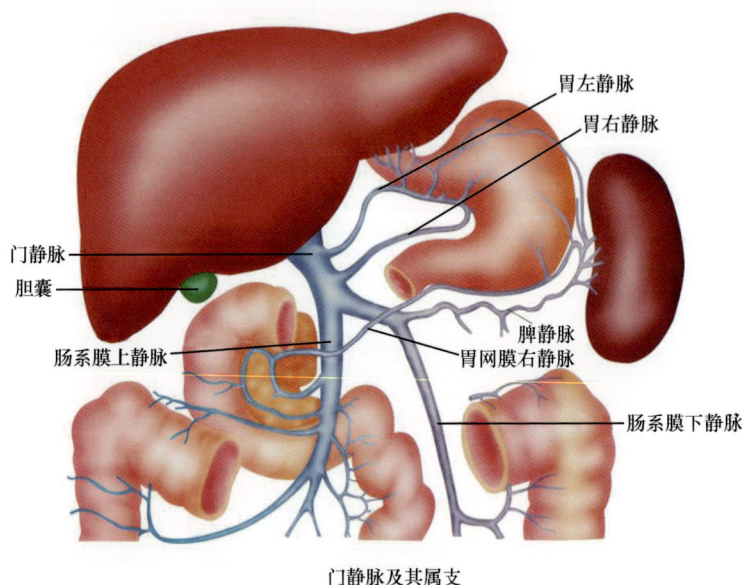

门静脉及其属支

图 2-1 门静脉属支解剖图

脾静脉位于脾动脉下方,起自脾门,向右走行于胰尾和胰体的背侧,在胰颈部后方与肠系膜上静脉汇合成门静脉(图2-2)。

肠系膜上静脉位于腹主动脉右前方,起自回肠和结肠的结合部,在小肠系膜根部沿后腹壁上行,位于肠系膜上动脉的右侧。

二、门静脉分支

（一）门静脉左干

门静脉左干自门静脉主干分出后，沿肝门横沟走向左侧，至左纵沟处转向下方入肝实质，一般可分为横部、角部、矢状部和囊部。左半肝和尾状叶左段的门静脉血管由这4个部发出，门静脉变异时门静脉右支由左干分出。

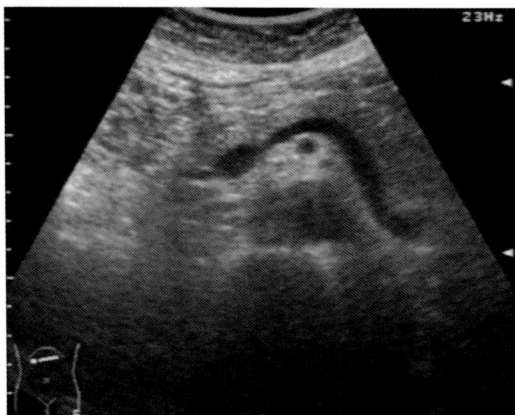

图 2-2 脾静脉汇入门静脉

1. 横部

横部位于肝横沟内，从横部近端发出数支小的门静脉至尾状叶左段，称尾状叶左段支；尚有部分小分支至左内叶脏面，称左内叶门静脉支；另约8%的右前叶门静脉起始于横部。右门静脉分出的尾状叶支则很小，仅分布于尾状突。

2. 角部

角部是横部达左纵沟后弯向下方转为矢状部之处，弯曲的角度一般为90°~130°。从角部的凸面发出1支大的门静脉，走向左叶后上方，呈扇形分布于左外叶上段，称左外叶上段支。

3. 矢状部

矢状部较横部短，最长约3cm，最短仅约0.5cm。此部浅埋于静脉韧带沟内，从矢状部内侧发出2~4支较大的门静脉分布于左内叶，称左内叶门静脉。此外，于矢状部外侧位于上段支与下段支之间发出1支大小不等的门静脉称中间支。

4. 囊部

囊部是矢状部囊段的膨大部分，与肝圆韧带相连，从囊部外侧发出1支较粗大的门静脉，呈扇形分布于左外叶下段区，称左外叶下段支。

超声检查从剑突下向左肝斜切时，可显示门静脉左干及其分支呈"工"字形图像(图2-3)。

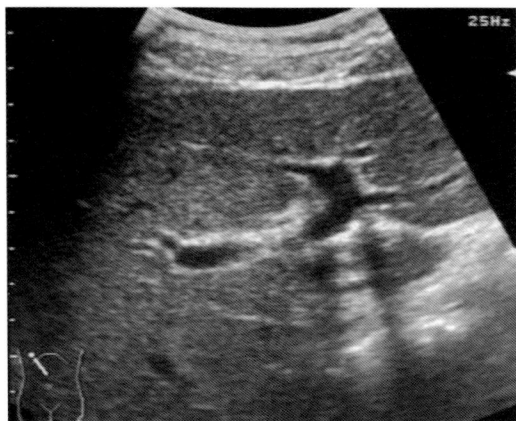

图 2-3 门静脉左支
显示横部、矢状段、左外上支、左外下支及左内支，呈"工"字形

（二）门静脉右干

门静脉右干自门静脉主干发出后，走向肝门横沟右侧，沿肝门右切迹进入肝实质，分布于整个右半肝。门静脉右干较左干短而粗，一般长1~3cm，但也有少数(4%)仅长

0.5~1.0cm。门静脉右干比左干变化大,26.0%的标本无门静脉右干,这是由于右前叶门静脉支直接由主干发出,或来自门静脉左干的横部(图2-4~图2-6)。

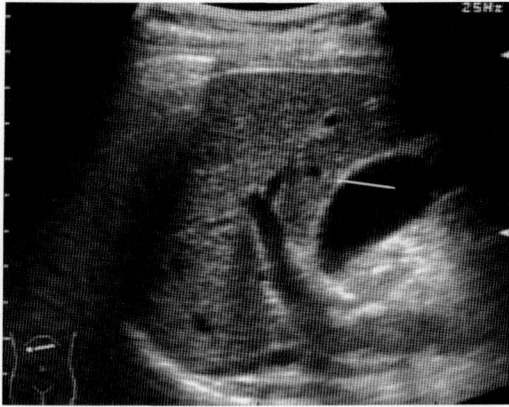

图2-4 门静脉右支及右前支

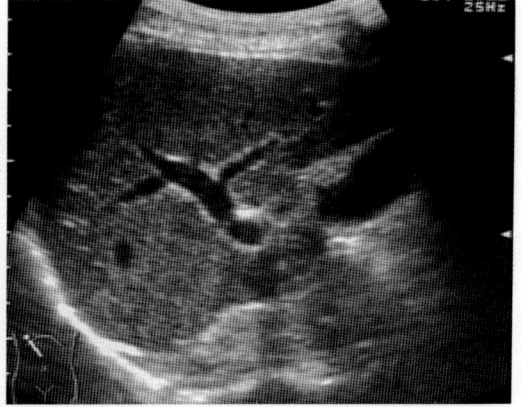

图2-5 门静脉右前支及分支

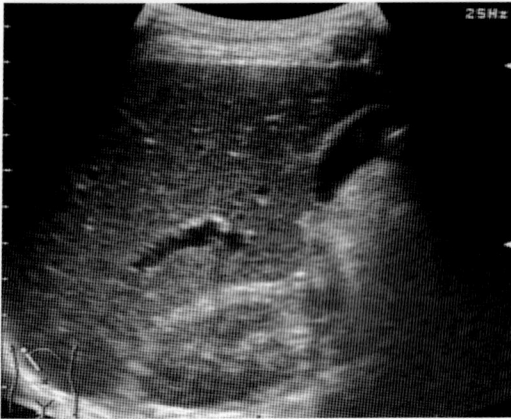

图2-6 门静脉右后支

从门静脉右干近侧发出1~3支小的门静脉,分布于尾状叶右段,称尾状叶右段支。

在门静脉右干的前上缘,发出1支较粗大的门静脉,分布于右前叶区域,称右前叶门静脉。右前叶门静脉自右干发出后,很快分成2组门静脉,每组1~3支,一组走向前下方,分布于右前叶的前下区域;另一组走向后上方,分布于右前叶的后上区域。

从门静脉右干或直接从门静脉主干发出的1支较大的门静脉,称右后叶门静脉,它分布于右后叶。右后叶门静脉在右前叶门静脉起点的外侧或直接在其起点处分成2个末支,称右后叶上段支和下段支,分布于右后叶上段和下段区域。

总之,门静脉在肝内反复分支,最后在肝小叶间形成小叶间静脉,与肝动脉的小分支一起进入肝小叶内的肝血窦(又称窦状隙),经中央静脉汇入小叶下静脉,最后经肝静脉进入下腔静脉。小叶间静脉在进入肝血窦前,与肝动脉小分支之间存在交通支。在正常情况下,这些动静脉交通支并不开放,但在肝硬化窦状隙变窄时才开放,于是压力高的肝动脉血流入压力低的门静脉,从而使门静脉压力增高,这对门静脉高压的形成有重要意义。

门静脉的这些血流动力学特点,对分析门静脉癌栓的形成也有重要的意义。此外,超声检查时,可根据门静脉在肝内的分支解剖特点,发现门静脉二级及以上分支的异常情况,如门静脉栓子。

三、肝静脉的解剖概要

肝静脉系统包括左、右、中3支主要肝静脉和一些直接开口于下腔静脉的小肝静脉,又称肝短静脉。3支主要肝静脉位于肝的后上缘(即第二肝门处),直接注入下腔静脉。在肝内,肝静脉的行径与门静脉、肝动脉和肝管相互交叉,如合掌时各指相互交叉一样。肝右静脉走在右叶间裂内,肝中静脉走在正中裂内,肝左静脉的主干虽不在左叶间裂内,但其叶间支仍走在左叶间裂内。

超声检查于剑下向右上斜切可清晰显示3条肝静脉汇入下腔静脉图形(图2-7)。

(一) 肝右静脉

肝右静脉走在右叶间裂内,开口于下腔静脉。肝右静脉是肝静脉中最大的一支,但也有少数显得较小,可有2~3支小静脉,进入下腔静脉前,常有1支来自右后叶上缘区的小静脉汇入,形成右后上缘小静脉。肝右静脉主要收集右后叶的静脉回血,但也收集右前叶上部的部分静脉回血。

肝右静脉主干常有2种类型,一种呈短扇形,起于右后叶的外侧缘;另一种起于右下缘,接近胆囊窝的右壁,此时右后叶可显得大些。

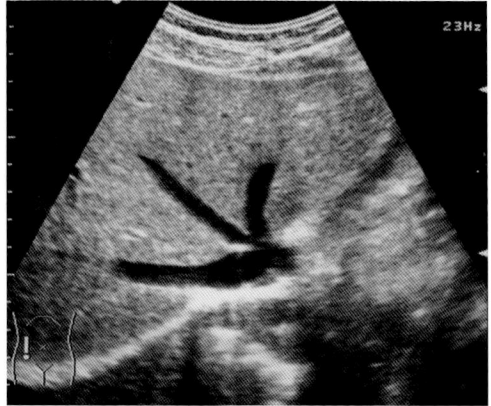

图2-7　第二肝门
三支肝静脉汇入下腔静脉

(二) 肝中静脉

肝中静脉走在正中裂内,接受左内叶和右前叶的静脉回血,可单独开口于下腔静脉,也可与肝左静脉汇合后进入下腔静脉。肝中静脉常以2个大支合成1个干:一支来自左内叶;另一支来自右前叶,一般后者要大些,此时该静脉可视为肝中静脉主干的延续。

肝中静脉除了接纳以上2个大支外,在它进入下腔静脉处还接纳2、3支来自左内叶和右前叶的后上区域的回血。此外,有时还接纳1支来自左外叶的小静脉。

(三) 肝左静脉

肝左静脉本身不在左叶间裂内,而是与叶间裂呈锐角交叉,在裂内仅是它的一个小的属支。肝左静脉主要接受来自左外叶的静脉回血。它起于左外叶的前下缘,向后上方走行,偏左叶间裂左侧,开口于下腔静脉。约有半数可与肝中静脉汇合后进入下腔静脉。肝左静脉沿途接纳以下3、4支小静脉。

1. 左叶间静脉

左叶间静脉走在左叶间裂内,接受部分左内叶和左外叶下段的回血。

2. 左段间静脉

左段间静脉走在左段间裂内,接受左外叶上、下段的部分回血。

3. 左后上缘静脉

左后上缘静脉接受左外叶上段的回血,在快进入下腔静脉处汇入肝左静脉干,但有时此静脉可直接开口于下腔静脉左侧壁。有时肝左静脉进入下腔静脉时，还接纳来自左内叶的小静脉。

（四）肝短静脉

肝静脉系统除了以上 3 支主要肝静脉外，在肝的后面下腔静脉两侧还有 2 组短小静脉直接进入下腔静脉的左前壁和右前壁，这些短小静脉即为肝短静脉。肝短静脉一般有 4~8 支，最少仅 3 支，最多达 31 支。第 1 组开口于下腔静脉左前壁，主要收集尾状叶的静脉回血，均较短小，多为上、下支；第 2 组开口于下腔静脉右前壁，主要收集右后叶脏面的静脉回血。

下腔静脉位于肝脏面的长度为 7~9cm，在其最上方为 3 支主要肝静脉的入口处（此处紧贴横膈）；最下方为右后侧肝短静脉的入口处；在其附近还有 1 支来自尾状突的小肝静脉，开口于下腔静脉的前壁。

四、正常肝的供血特点

肝血供丰富而独特，由门静脉与肝动脉双重供血。成人休息状态每分钟流经肝的血液高达 1500~2000ml，占心排血量的 30%~40%。正常肝脏门静脉血供占 70%~75%，肝动脉血供占 25%~30%。

（一）门静脉

门静脉为功能性血管，主要由肠系膜上静脉和脾静脉汇合而成，将胃肠道吸收的营养和某些有毒物质输入肝脏进行代谢和处理。门静脉在肝门处分为左、右 2 支，分别进入肝左、右叶。入肝后再逐渐分支形成小叶间静脉，小叶间静脉分出小支，称终末门微静脉，直径为 20~30μm，行走于相邻两肝小叶之间。终末肝门微静脉的分支与血窦相连，将肝门静脉血输入肝小叶内。

门静脉的解剖最常见的是主干在肝门处分为左支和右支，部分人的门静脉解剖存在一些变异。按照 Couinaud 的方法门静脉 0~2 级分支划分有以下几种类型的变异。

Ⅰ 型变异：占 7.8%，门静脉主干在第一肝门处呈三叉状直接分为左支、右前支和右后支。

Ⅱ 型变异：约占 8.6%，门静脉主干先发出右后支，继续向右上行分为左支和右前支。

Ⅲ 型变异：门静脉右支缺如。

Ⅳ 型变异：门静脉左支水平段缺如。

（二）肝动脉

肝动脉是肝的营养性血管，为肝提供氧及其他器官的代谢产物，入肝后与门静脉分支伴行，依次分为小叶间动脉和终末肝微动脉，最后也汇入血窦。小叶间动脉还分出小支，供应被膜、间质和胆管。

肝动脉的解剖变异分型以 Hiatt 分型方法较为常用，按照 Hiatt 1994 年的数据分型如下。

Ⅰ型:正常解剖结构型,占75.7%,即腹腔动脉分为胃左动脉、脾动脉与肝总动脉,肝总动脉分为肝固有动脉与胃十二指肠动脉,肝固有动脉又分为肝左动脉与肝右动脉。

Ⅱ型:替代肝动脉或副肝左动脉起源于胃左动脉,占9.7%。

Ⅲ型:替代肝动脉或副肝右动脉起源于肠系膜上动脉,占10.6%。

Ⅳ型:双替代型,肝左动脉起源于胃左动脉+肝右动脉起源于肠系膜上动脉,占2.3%。

Ⅴ型:肝总动脉起源于肠系膜上动脉,占1.5%。

Ⅵ型:肝总动脉起源于腹主动脉,占0.2%。

广东中山大学器官移植研究所对843例肝移植供肝动脉解剖变异分析,发现肝动脉解剖总变异率为20.4%(172/843);其中发生频率最高的是变异肝右动脉来自肠系膜上动脉,占6.67%(57/843);其次为肝左动脉来自胃左动脉,占6.41%(54/843);来自腹腔干或胃十二指肠动脉占1.66%(14/843);变异肝右动脉来自腹腔干、肝总动脉或胃十二指肠动脉占1.54%(13/43);变异肝左动脉和变异肝右动脉同时存在,占0.83%(7/843);肝总动脉来自肠系膜上动脉,占1.54%(13/843);肝总动脉来自腹主动脉,占0.95%(8/843)。

肝动脉和门静脉在伴行途中有广泛的动静脉吻合,抵达血窦前更甚,终以动静脉混合血形式进入血窦从而使其内压力保持平衡。

(三)肝静脉

肝血窦的血液从小叶周边流向中央,汇入中央静脉,中央静脉直径约45μm,管壁无平滑肌,只有少量结缔组织。肝血窦开口于中央静脉。开口处内皮细胞的舒缩形成出口括约控制血窦内血液的输出。若干中央静脉汇合成小叶下静脉,小叶下静脉直径为90~200μm,管壁结缔组织较厚,含弹力纤维较多。它单独走行于小叶间结缔组织内,进而汇合成左、中、右3支肝静脉和数支肝短静脉,出肝后汇入下腔静脉。腔静脉沟向后伸入膈面,在其上端处,3支肝静脉注入下腔静脉,此处称第二肝门。在第二肝门下方约2cm处称第三肝门,此处有大量不同口径的肝静脉支出肝,这些中小静脉又称肝短静脉,为数较多,有人报道可多达30~50支。最近有研究表明,不仅中央静脉,还有连接下腔静脉的肝静脉属支,甚至管径为2500μm的大属支也同样向心性地汇集放射状血窦的血液。

肝静脉的解剖变异可按以下两种标准分类。

根据Nakamura分型标准分为:Ⅰ型,肝右静脉粗大,引流肝右叶大部分血液;Ⅱ型,肝右静脉中等大小,右后下静脉中等大小;Ⅲ型,肝右静脉细小,肝中静脉粗大,右后下静脉较粗大。

根据Marcos的分型标准分为:Ⅰ型,Ⅳa左肝内下段和Ⅴ段的引流静脉粗大,大小相同,引流面积近似;Ⅱ型,Ⅴ段的引流静脉小而短,Ⅳa的引流静脉细;Ⅲ型,早期分支,Ⅳa和Ⅴ段的引流静脉中等大小。

五、肝癌的供血特点

肝癌的血供不仅来自于肝动脉系统和门静脉系统,还可能存在丰富的肝外动脉供血来源。

（一）动脉供血

根据肝癌供血动脉的起源部位和正常状态下的功能分布,将肝癌的供血动脉分为规则性、变异性和侧支性动脉供血3类。

1. 肝癌的规则性供血

规则性供血是指供养肝癌的肝动脉起源于腹腔动脉-肝总动脉干,因此又称为腹腔-肝总动脉供血型。此型是肝癌血供的最常见形式,占80%。

2. 肝癌的变异性供血

供养肝癌的血管为起源于变异的肝动脉,即除腹腔-肝总动脉供血之外的肝动脉起源均为变异类型。肝癌异位肝动脉供血发生率为15%～24%。根据变异肝动脉起源的血管不同,变异类型可进一步分为以下7种。①肠系膜上动脉供血型:包括迷走肝右动脉、肝左动脉、肝固有动脉、肝总动脉、腹腔干动脉。此型最为常见,田建明等报道的1000例肝癌血管造影中,13.6%为肠系膜上动脉供血型,占变异性供血的68.7%,副肝右动脉和替代肝右动脉是肠系膜上动脉供血型中最常见的变异,两者占75%以上;肝总动脉起源于肠系膜上动脉次之,而腹腔动脉与肠系膜上动脉共干最为少见。②胃左动脉供血型:多为迷走肝左动脉。③胃十二指肠动脉供血型:迷走肝右动脉、肝中动脉起源于胃十二指肠动脉并供血于肝内肿瘤。④腹腔干-肝右动脉供血型:迷走的肝右动脉直接起源于腹腔动脉干并供养肝右叶肿瘤。⑤腹腔动脉干-肝左动脉供血型:迷走的肝左动脉直接起源于腹腔动脉干并供养肝左叶肿瘤。⑥肠系膜上-胃左动脉供血型:迷走的肝右动脉和肝左动脉分别起源于肠系膜上动脉和胃左动脉,并供养右肝及左肝肿瘤。⑦胃网膜动脉供血型:迷走的副肝右动脉直接起源于胃网膜右动脉,多供血于肝右叶下极肿瘤。

3. 肝癌的寄生性供血

巨大肝癌往往是多支血供,供血动脉除肝动脉以外(包括正常和变异肝动脉),邻近肝的其他器官或组织的供血血管同时直接参与肝内肿瘤供血。肝癌在肝内的解剖部位决定了肝癌肝外动脉的形成和动脉起源类型。杨业发等分析147例肝癌肝外动脉供血特征发现,肝癌发生肝外动脉供血的基本规律为就近原则,即癌灶就近从周边组织脏器获取血液供应。其发生机制为:①肝癌浸润性生长,波及毗邻组织脏器而获取动脉血液供应;②癌体巨大,癌组织相对缺血缺氧,侧支循环开放,巨块型肝癌肝外动脉供血明显多于结节型及小肝癌;③癌灶网膜黏附机制,肝右叶下部或左外叶癌灶常向腹腔或肝表面生长,极易与网膜组织粘连,从胃十二指肠及网膜动脉、胃左右动脉、胰十二指肠动脉弓及结肠右中动脉获得血液供应;④肝动脉闭塞,肝外侧支循环开放。化疗栓塞后,与肝邻近的任何组织或器官的供血动脉,均有可能成为肝癌肝外动脉的潜在起源。

在肝总动脉、肝固有动脉、脾动脉、肠系膜上动脉及胃左动脉之间有丰富的侧支吻合。例如,肝总动脉、肝固有动脉、肝动脉或肝左动脉分出的胃右动脉与胃左动脉之间的吻合,起自肝总动脉的胃十二指肠动脉分出的胰十二指肠上前、上后动脉与肠系膜上动脉干或其空肠支发出的胰十二指肠下前、下后动脉之间的吻合,胃十二指肠动脉的分支胃网膜右动脉与脾动脉的分支胃网膜左动脉之间的吻合等。在腹腔动脉干、肝总动脉、肝固有动脉阻塞以后,这些吻合在很大程度上向肝提供侧支血流;除上述肝的侧支途径以外,在肝门及其附近,各肝动脉之间、肝动脉同迷走肝动脉之间,以及肝动脉同胃十二指肠动脉、胰十二指肠动脉之间,约有25%存在着大小不等的交通支。而且在肝包膜内和肝包膜下的动脉也有分支通过镰状韧带、冠状韧带和三角韧带同膈动脉、腰动脉、胸廓内动脉的终末支——腹壁上动脉、肌膈动脉等相交通,甚至与右肾上腺动脉的分支吻合交通。这些交通支在肝癌等特定条件下可迅速扩张,成为主要的侧支循环通路。

由于解剖上右肝后部有一部分无腹膜覆盖直接与膈黏附的肝裸区,因此,最常见的非肝动脉供血是膈下动脉,约占肝癌非肝动脉供血的57%。右膈下动脉供血的肿块绝大多数位于右肝后叶中上部位,左膈下动脉供血的则100%位于肝左叶。当肿块突破肝裸区向肾后间隙生长时,肾上腺动脉也可向肿瘤供血,其可占非肝动脉供血的7%。而邻近肝右叶下部肿瘤则可由胃十二指肠动脉、胃网膜右动脉、胰十二指肠动脉弓供血。此外,内乳动脉和肋间动脉可参与肿瘤的供血。

(二) 门静脉供血

50%以上的肝癌病灶有肝动脉及门静脉的双重供血,动脉分支常深入到肿瘤中心,而门静脉分支则分布于肿瘤周边,以细小分支向中心延伸,肝动脉与门静脉间存在广泛吻合。袁建华等通过间接门静脉造影DSA研究在正常血流动力学下,门静脉很少参与肝癌的血供,仅有10.3%的肝癌有门静脉参与供血。但肝动脉栓塞后血供变化显示了门静脉供血的重要性。Guan等通过多层螺旋CT研究32例经肝动脉化疗栓塞后肝癌低密度区血供显示:25例由肝动脉供血,5例由门静脉供血,5例双重供血,2例为少血供。其中6例应用三维CT成像技术可清楚显示肝动脉或门静脉与低密度区的关系。

(三) 门静脉癌栓对肿瘤血供的影响

肝癌合并门静脉癌栓的发生率据报道高达62.9%～90%。门静脉癌栓形成是肝癌预后不良的重要因素之一,是造成肝癌肝内播散、转移、复发及导致门静脉高压的主要病理基础。形成门静脉癌栓的基本条件为肿瘤侵入血管腔和其内血流动力学适合肿瘤寄居与增生。由于正常肝组织主要有赖于门静脉供血,门静脉血供减少引起肝组织损害,进而肝衰竭,门静脉主干癌栓者中位生存期多不超过3个月,是肝癌最常见死亡原因。超声检查发现,门静脉癌栓的形成与因肝动脉-门静脉瘘导致的门静脉逆流有关:门静脉癌栓主要接受肝动脉血供,因而肝动脉栓塞可使癌栓缩小或消失;门静脉癌栓的形成是一渐进过程,门静脉主干癌栓时,常有丰富的侧支循环。

(林学英)

第三章　肝超声扫查技术及注意事项

超声检查有操作简便、价廉、实用性强的优点,常用于诊断肝癌或引导介入手术。目前,经皮穿刺无水乙醇注射(percutaneous ethanol injection,PEI)介入治疗肝癌临床上采用的是彩色多普勒超声引导,在术前除了检查肝癌病灶外,还应对肝进行全面的检查,以判断是否有新的转移病灶,而超声检查的准确性在很大程度上取决于操作医生的临床经验与扫查技巧,在临床实践中常发现,由于不同医生的操作与临床经验丰富程度不同,诊断结果有一定程度上的差异。因此,掌握肝超声扫查的检查前准备、基本操作技术与注意事项至关重要。

一、操 作 要 点

(一) 患者体位

患者先取仰卧位,为扩大观察范围,常需变换体位,为使肝下移,常嘱被检者左侧卧位45°~90°,以观察肝门、胆道系统(肝总管、胆总管、胆囊)及右肝膈顶部病变和膈周病变。

(二) 扫查方法

按照先易后难顺序扫查,首先从左肝开始。

1. 左肋缘下斜切扫查

探头置于左肋缘下,由垂直方向逐渐朝受检者左肩作侧动扫查,以观察左肝全貌(图3-1)。

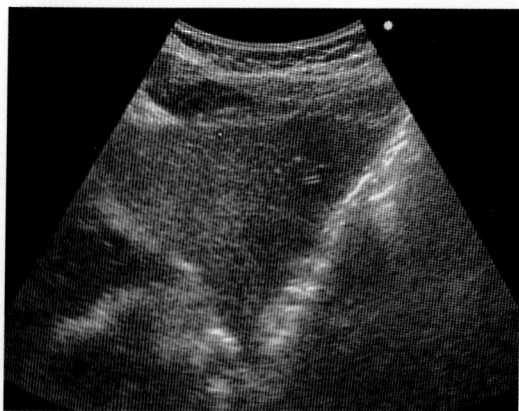

图 3-1　左肋缘下斜切扫查

2. 左正中旁纵切扫查

探头自左肋缘下逐渐转变为左上腹纵切扫查,自左外侧向内滑行移动扫查,和腹主动脉平行,应充分显示肝膈面。

(1)可将探头沿矢状面朝受检者头部方向倾斜。

(2)可嘱受检者深吸气,直至出现肝膈面和心脏搏动图形(图3-2)。

3. 右正中旁纵切扫查

探头自左正中旁线逐渐向右滑行,经正

中线至右正中旁线和下腔静脉平行,并继续缓慢向右滑行扫查,完成下腔静脉前、肝-胆囊、肝-肾等上腹纵切扫查(图3-3)。

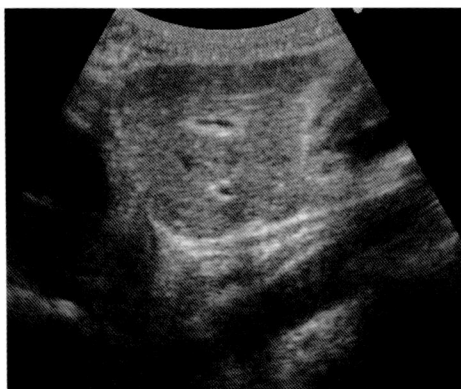

图3-2　左正中旁纵切扫查

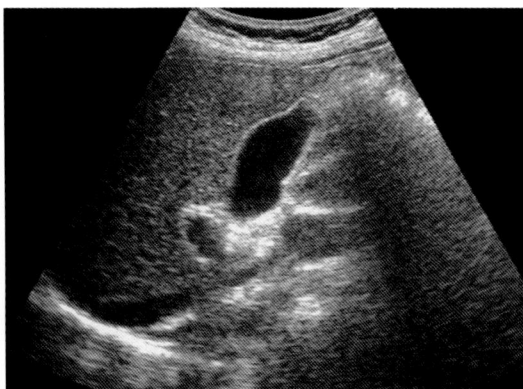

图3-3　右前正中旁纵切扫查

4. 右肋缘下斜切扫查

将探头由垂直位朝受检者右肩即膈面方向缓慢扫查,在扫查过程中,同样嘱受检者深吸气,所显示的图像与肝横切面图像有相似之处,此部位扫查可显示第一肝门结构,如门静脉及其腹侧的胆管(左右肝管及其汇合处,肝总管的近端)(图3-4)。如探头向浅部侧动,可显示第二肝门,即3条肝静脉(图3-5)。侧动探头还可观察到肝和胆囊在断面图像上的相互关系。此外,可将探头向左上腹移动,并适当顺时针转动探头,将其滑行至剑下,则可方便行肝横切扫查,这种由右肋缘下、中上腹斜切直至上腹部横切的扫查技巧与手法,在肝脏超声检查中十分有用。

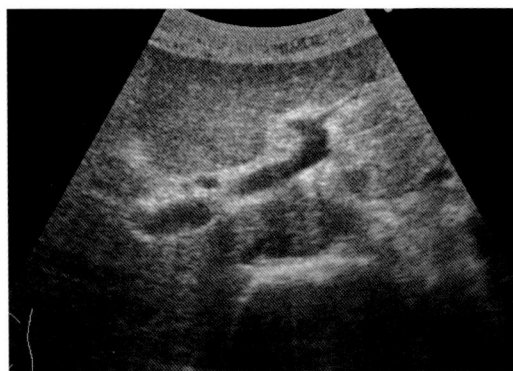

图3-4　右肋缘下斜切扫查显示第一肝门结构

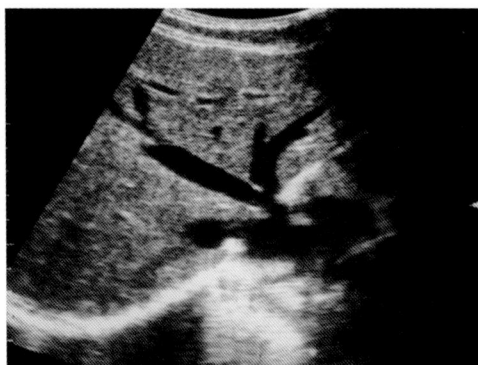

图3-5　右肋缘下斜切扫查显示第二肝门结构

5. 右肋间斜切扫查

(1)右前肋间斜切扫查,观察门静脉及其腹侧的肝外胆管,并观察右肝前叶内的门静脉(前叶静脉)及其上、下段分支。沿门静脉长轴斜切:可嘱受检者向左侧卧位30°~90°,更有利于显示门静脉腹侧肝外胆管(图3-6)。

(2)右外侧肋间斜切扫查,可顺时针转动(近冠状面),沿肝右静脉长轴,观察右肝后叶上下段与右肾关系。

6. 冠状切面扫查

将探头放在右侧腋后线上,观察右肝后叶膈顶部肝实质与肝内血管回声,并观察膈肌形态、运动状态及膈下和胸腔是否积液,同时观察肝与右肾关系(图3-7)。

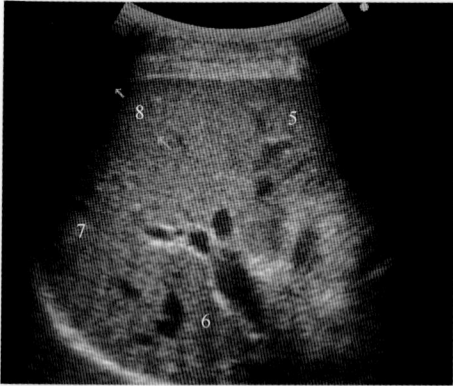

图 3-6 右肋间斜切扫查

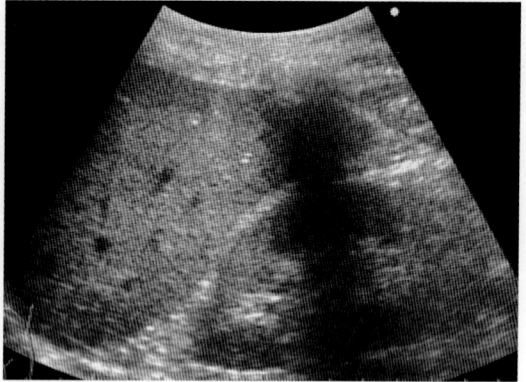

图 3-7 冠状切面扫查

二、注 意 事 项

(1)必须充分了解肝超声检查易受肺部气体、腹部胃肠气体与肋骨等影响,存在着超声检查的"死角",即超声扫查盲区,包括右膈顶部与左外侧,右肝后叶下角,应该采取多体位、多方向扫查,采用特殊的扫查切面,缩小"死角"区域,提高肝癌病灶的显示率。

(2)为减少气体干扰,患者检查前8小时应严格禁食,前3天清淡饮食,以减少胃肠道气体的产生,从而有利于清晰显示肝、胆管系统的互相关系。

(3)要注意识别声学效应与肝内结构(如韧带、纤维带等)造成的伪差,特别是其后方由于声衰减可形成类似低回声肿块的伪像,容易造成误诊,如遇到此情况,多切面、多角度扫查。有助于正确诊断。

(4)伴有肥胖的患者,常由于重度脂肪肝造成其肝深部区域声衰减而导致体积小的肝癌病灶漏诊,部分患者还有不均匀性脂肪肝因操作医生临床经验不足而造成误诊;对于身材瘦削的患者,容易因为患者肋间隙狭窄或者肋间扫查方式不准确而造成声衰减或阴影从而导致扫查遗漏。对于此类病患应注意此问题,高度重视,如有怀疑,可参考CT、MRI的检查结果。

(5)拟肝肿瘤检查时,一方面要注意观察门静脉、肝静脉与胆管内是否有瘤栓,甚至应追溯观察脾静脉、肠系膜上静脉、下腔静脉甚至右心房;另一方面要注意观察肝门区与腹主动脉旁、下腔静脉旁是否有肿大淋巴结。另外,观察门静脉或肝静脉是否受压变形或扭曲,可通过发现肝内占位性病变的间接征象提高诊断率。

(林礼务 林振湖)

第四章　原发性肝癌的诊断与治疗

一、原发性肝癌的病理与临床

原发性肝癌是最常见的消化系统恶性肿瘤之一,严重威胁人民群众的生命及健康。男性发病率高于女性,全世界每年新发肝癌患者六十多万,居恶性肿瘤的第五位。肝癌多在乙肝、丙肝等慢性肝炎后肝硬化的基础上产生,一般认为系由于肝脏外界环境中的各种有害因素(主要是化学致癌物)和体内某些致癌物的长期作用,使肝细胞(或胆管细胞等)发生过度增生,导致正常结构遭受破坏而形成的一种恶性肿瘤。原发性肝癌起病常隐匿,尤其是在早期,常常没有明显的特异性症状,多在肝病随访中或体检普查中应用 AFP 及 B 型超声检查偶然发现,患者既无症状,体格检查亦缺乏肿瘤本身的体征,此期称为亚临床肝癌。即使有些症状,如右上腹不适、腹胀、乏力等,也往往是肝硬化而非肝癌本身的症状。及至中晚期原发性肝癌才出现相应的临床表现:①肝区疼痛,右上腹疼痛是最为常见的重要症状,疼痛为持续性或间歇性,多呈钝痛或胀痛,随着病情发展疼痛加剧而难以忍受;②肝大,呈进行性、质坚硬、表面凹凸不平,触诊时常有程度不等的压痛,原发性肝癌突出右肋弓下或剑突下时,相应部位可见局部饱满隆起,位于肝表面接近下缘的癌结节最易触及,患者可自己发现而就诊;③门静脉高压征象,原发性肝癌多伴有肝硬化,故常有门脉高压的表现,脾大尚可因门静脉或脾静脉内癌栓形成,或原发性肝癌压迫门静脉或脾静脉引起,腹腔积液为晚期表现,门静脉及肝静脉的癌栓可加速腹腔积液的生长,腹腔积液一般为漏出液,血性腹腔积液多为癌肿向腹腔破溃所致,亦可因腹膜转移而引起;④黄疸,常在晚期出现,多由于癌肿或肿大的淋巴结压迫胆管引起胆道梗阻所致,或可侵犯胆道而致阻塞性黄疸及胆道出血,亦可因肝细胞损害而引起;⑤恶病质的全身表现,患者常有进行性消瘦、乏力、食欲缺乏、腹胀、腹泻、营养不良和恶病质等;⑥伴癌综合征,部分患者表现为低血糖、红细胞增多症、高钙血症等症状;⑦转移灶症状,可发生肺、骨、脑、胸腔等转移,产生相应症状。

原发性肝癌病理分型包括大体分型及组织学分型。大体分型包括:①巨块型,较多见,呈单独巨块或由多数结节融合而成的巨块,多呈圆形,直径在 10cm 以上,质硬,呈膨胀性生长,癌块周围的肝组织常被挤压,形成假包膜,此型易液化、坏死及出血,故常出现肝破裂,腹腔内出血等并发症;②结节型,最多见,有大小和数目不等的癌结节,结节多在肝右叶,与周围肝组织的分界不如巨块型清楚,常伴有肝硬化;③弥漫型,最少见,常见于重型肝硬化的晚期阶段,有米粒至黄豆大的癌结节散布全肝,结节大小和形态均类似肝硬化结节,肝大不显著,甚至反可缩小。组织分型包括:①肝细胞型,最为多见,癌细胞由肝细胞发展而来,呈多角形排列成巢状或索状,在巢或索间有丰富的血窦,而无间质成分;②胆管细胞型,较少见,癌细胞由胆管上皮细胞发展而来;③混合型,较少见,具有肝细胞和胆管细胞癌 2 种结构。

晚期肝癌还可发生浸润和转移,常见于以下 2 种。第一种肝内转移,原发性肝癌最早在肝内转移,很容易侵犯门静脉及分支并形成癌栓,脱落后在肝内引起多发性转移灶。第二种肝外转移,包括:①血行转移,以肺转移率最高,胸、肾上腺、肾及骨等部位也可转移;②淋巴转移,局部转移至肝门淋巴结最为常见,也可转移至胰、脾、主动脉旁及锁骨上淋巴结;③种植转移,少见,偶可种植在腹膜、横膈、胸腔及卵巢等处。

二、原发性肝癌的诊断与鉴别诊断

(一) 实验室诊断

(1) 甲胎蛋白(AFP):是当前诊断肝细胞癌最特异的标志物,虽然近年来有关肝癌的血清学标志物研究很多,但肝癌最有诊断价值的仍是AFP。AFP是胎儿时期肝合成的一种胚胎蛋白,当成人肝细胞恶变后又可重新获得这一功能。因检测方法灵敏度的提高,在一部分肝炎、肝硬化及少数消化道癌如胃癌、结肠癌、胰腺癌等转移性肝癌亦可测得低浓度AFP。故AFP检测结果,必须结合临床才有诊断意义。目前多采用放射免疫法(RIA)或AFP单克隆抗体酶免疫(EIA)快速测定法检测,正常人血清中可含微量,小于20μg/L,而肝细胞癌患者其AFP则明显增高。通常AFP浓度与肿瘤大小相关,但个体差异较大。目前公认的肝癌AFP标准是当ALT正常时,AFP小于500μg/L持续1个月,或大于200μg/L持续2个月,并且排除妊娠和生殖腺胚胎癌患者。但AFP诊断肝癌仍有其不足之处:①约有30%的肝癌患者其AFP呈现阴性,主要见于分化程度Ⅰ或者Ⅳ级的肝癌、老年人肝癌、组织类型为胆管细胞癌的肝癌;②常发生在慢性活动性肝病基础上,由于慢性肝炎、肝炎后肝硬化患者AFP可不同程度的增高,良性肝病活动常先有谷氨酸转氨酶明显升高,造成假阳性,故须加以鉴别;③小部分约10%的肝癌患者,主要是病理分化接近正常肝细胞或分化程度极低患者其AFP常较低或测不出,达不到肝癌的诊断标准,易于漏诊,对于这部分病例应该定期复查,当AFP有持续增高趋势时,应高度警惕肝癌的可能,并进行影像学检查。

(2) 其他肝癌标志物的检测:近年来研究发现血清AFP阴性的原发性肝癌有增多趋势,因此癌胚特性的同工酶及异质体特异亚组成成分协助诊断肝癌有重要的意义,目前具有较高诊断价值包括甲胎蛋白异质体、异常凝血酶原、血清岩藻糖苷酶等。

(林振湖　林礼务)

(二) 超声诊断

按病理组织学分类,原发性肝癌分为肝细胞性肝癌、胆管细胞性肝癌及混合性肝癌,其中,肝细胞性肝癌占原发性肝癌的90%以上。超声表现如下。

1. 肝的轮廓及大小形态

肝癌体积较小时,肝切面形态多无改变。较大的肿瘤或合并肝硬化时,肝大小形态失常,肿瘤所在肝叶明显增大。位置表浅的肿瘤或巨块型肝癌常向表面隆起,相邻的两个肿块隆起呈"驼峰"征。合并肝硬化或为弥漫型肝癌时,肝表面呈波浪状或不规则的凹凸不平。

2. 二维超声特征

肝癌病灶大小不一,大的直径可达 20cm,而小的不足 1cm。可为单发也可多发,可出现在肝的任何位置,位于膈顶部的小病灶容易漏诊。病灶可为低回声、等回声、高回声或混合回声。直径<3cm 的癌灶以低回声多见,3cm 左右者高回声多见,较大的癌肿由于内部坏死、液化、脂肪变性,结构复杂,表现为不规则的回声不均或混合性回声团块。肿块边界可清晰或不清晰,有包膜或假包膜者边界清晰,部分癌肿周围可有低回声暗环,直径为 1~3mm,尤以小肝癌常见。小的肝癌后方回声可轻度增强,较大者后方常见衰减现象。

根据原发性肝癌的大体病理学分型,超声上分为结节型、块状型、弥漫型和小癌型,各型肝癌超声表现如下。

(1)结节型:肝内单发或多发实性肿块,直径为 2~5cm,肿块形态多规则,边界一般较清楚,多为类圆形或椭圆形,内部回声可为低回声、等回声、高回声或混合回声。直径<3cm 的癌灶以均匀的低回声多见,3cm 左右者以高回声多见,较大的癌肿由于内部坏死、液化、脂肪坏死,生长不均匀,表现为不规则的回声不均或混合性回声团块。这也符合肝癌由小到大生长的声像图演变规律。肿块周边常有低回声晕环,这对鉴别肿块的良恶性有重要意义。此型常合并明显的肝硬化(图4-1~图 4-3)。

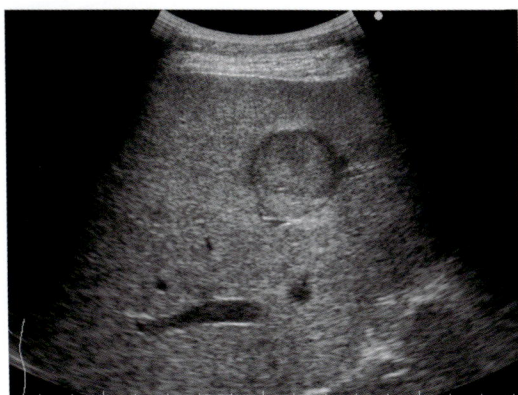

图 4-1 右前叶肝癌

呈等回声团块,周边见声晕

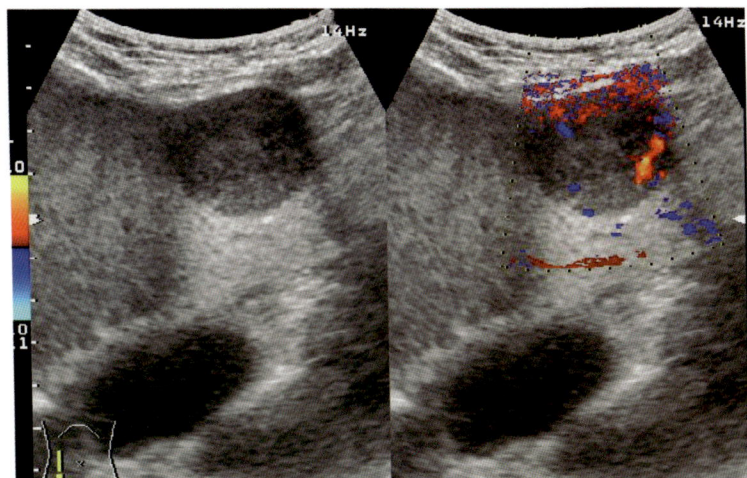

图 4-2 右肝前叶原发性肝癌

呈外突性低回声团块,血流信号丰富

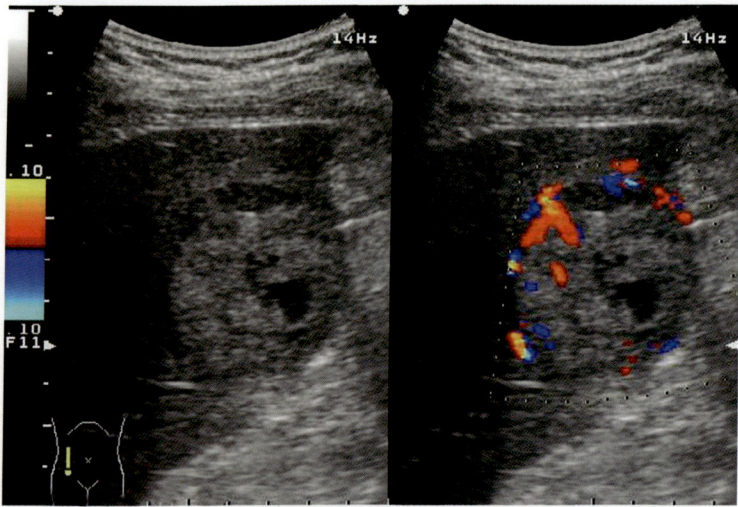

图 4-3　右肝前叶原发性肝癌

境界清晰,内见坏死液化区,血流信号较丰富

（2）块状型:指直径>5cm 的癌块,当肿块直径>10cm 为巨块型肝癌,一般位于右肝。块状型肝癌多呈不规则边界清楚的高回声不均团块,这是由于肿块多呈膨胀性生长,内部生长不均,伴有坏死液化的结果。也有因肿块呈浸润性生长而边界模糊。肿块周边可有声晕。部分肿块由多个肿块融合而成,此时内部可见"结中结"或"块中块"征。肿块周围常可见多少不一直径 1~3cm 的卫星癌结节。肿块可有侧后声影及后方回声轻度增强。此型很少合并肝硬化(图 4-4~图 4-9)。

（3）弥漫型:此型较少见。常发生在肝硬化基础上,超声表现为肝多增大,形态可正常或不规则,表面凹凸不平,内部弥漫分布小结节或肝实质回声弥漫性增粗不均,肝内管道迂曲变形甚至显示不清,易与肝硬化混淆,若见门静脉癌栓则易鉴别(图 4-10~图 4-12)。

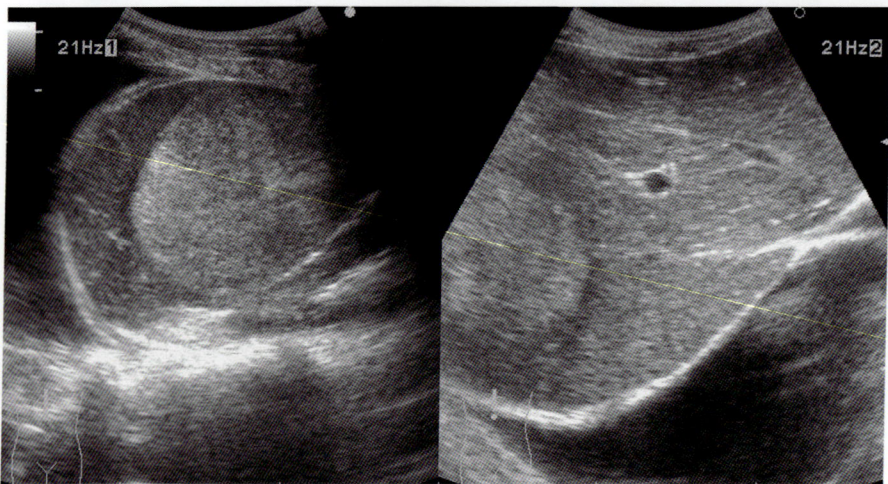

图 4-4　右肝高回声块状型肝癌

并见右侧胸腔大量积液

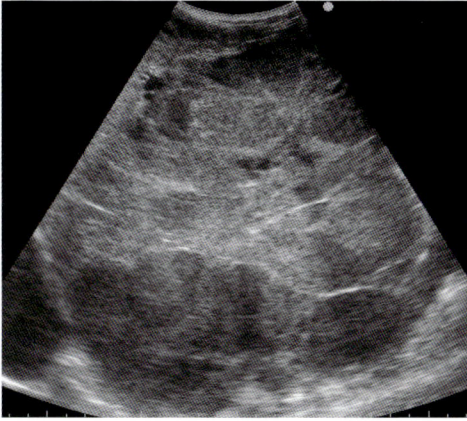

图 4-5 右肝融合型巨块型肝癌
内见大小不等结节与团块

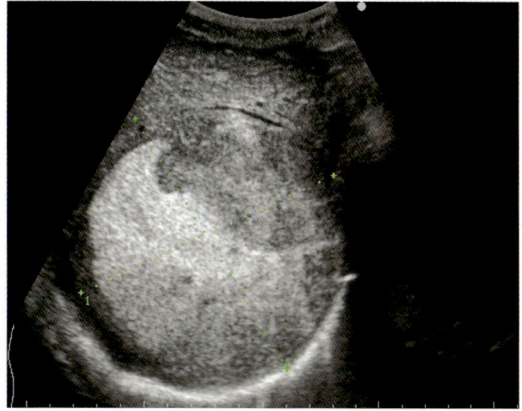

图 4-6 右肝巨块型肝癌伴出血

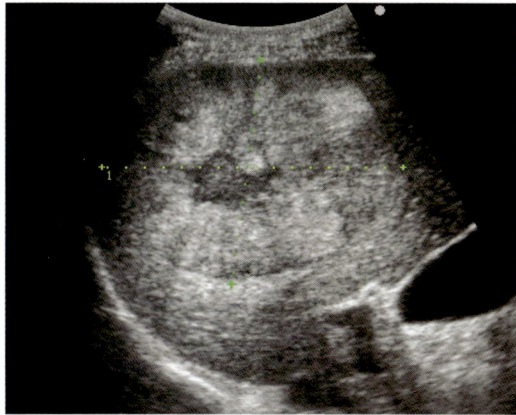

图 4-7 右肝巨块型肝癌
内回声不均

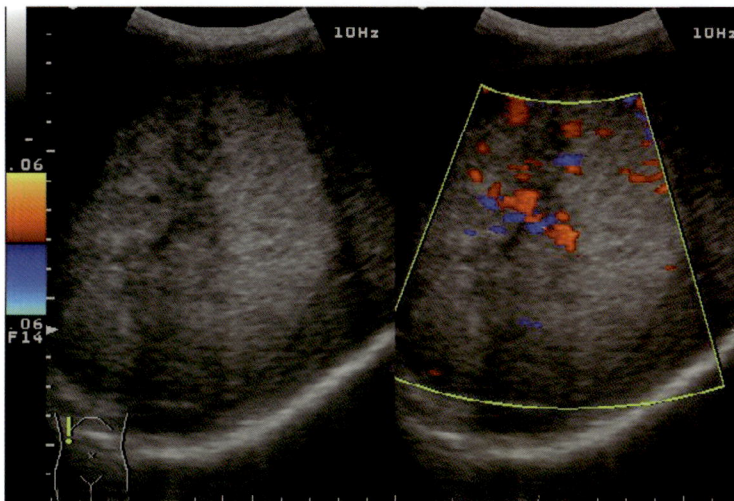

图 4-8 右肝巨块型原发性肝癌
血流信号丰富

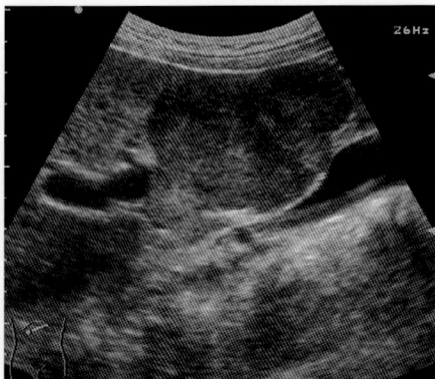

图 4-9　原发性肝癌

呈低回声团块,压迫下腔静脉使其管腔变窄

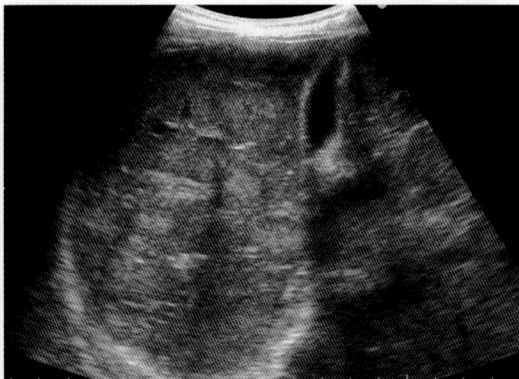

图 4-10　原发性弥漫型肝癌

肝内见大小不等结节

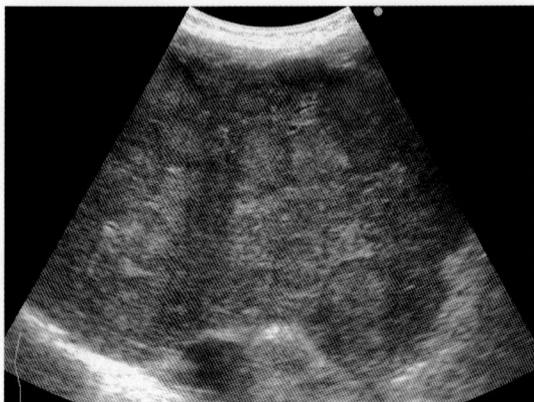

图 4-11　原发性弥漫型肝癌

肝内见大小不等结节

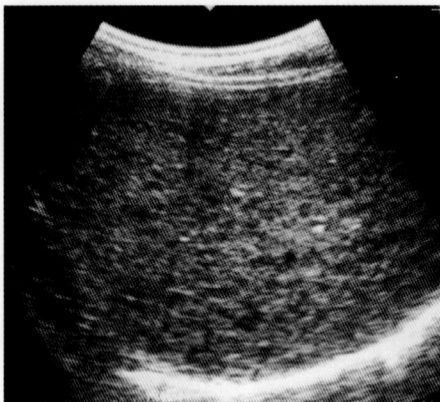

图 4-12　原发性弥漫型肝癌

肝内见大小不等结节

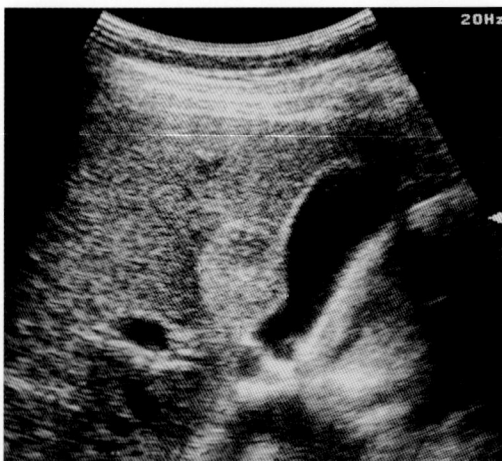

图 4-13　右肝前叶胆囊旁小肝癌

胆囊受压

（4）小肝癌:也称早期肝癌,指单个癌结节最大直径<3cm 或 2 个癌结节合计最大直径<3cm 的原发性肝癌。小肝癌一般为亚临床型肝癌,患者无临床症状,且许多患者 AFP 阴性,因此,重视小肝癌声像图特征的研究,对提高小肝癌的诊断水平具有重要意义。

小肝癌的声像图特征:肝内直径<3cm 的结节,形态规则,多呈圆形或椭圆形,大多数小肝癌呈较均匀的低回声,也可呈强回声、等回声或混合性回声结节。因小肝癌多有假包膜,内部无明显出血、坏死,故边界清楚,切面回声均匀。肿块周边多有 1~3mm 的声晕,后方回声轻度增强。癌灶周边及内部检出动脉及静脉血流频谱(图 4-13~图 4-15)。

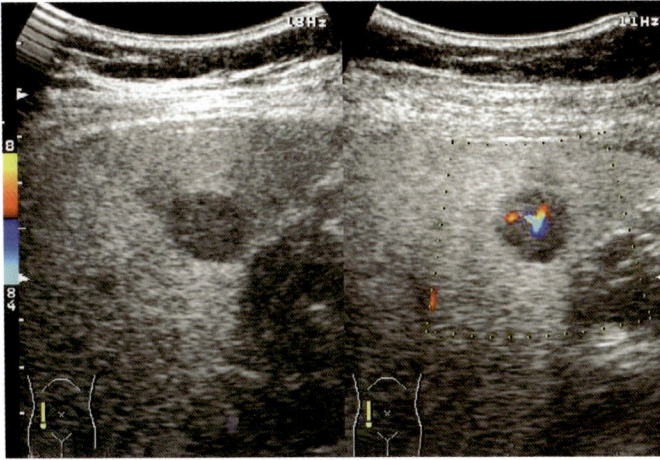

图 4-14　右肝前叶原发性小肝癌
呈边界清晰的低回声结节,内见星点状血流信号

3. 肿块的继发声像图表现

肿块周边血管、胆管受压变形、移位、癌栓形成,肝内外转移灶、腹腔积液等。

(1)门静脉癌栓(见第八章)。

(2)下腔静脉癌栓:较门静脉癌栓少见,一般在癌块邻近的肝静脉内出现,并向下腔静脉及右心房发展(图 4-16 和图 4-17)。

4. 多普勒超声表现

肝由门静脉和肝动脉双重供血,其中75%左右的供血来自门静脉,肝动脉供血不到25%;而肝癌90%以上的血供来自动脉,

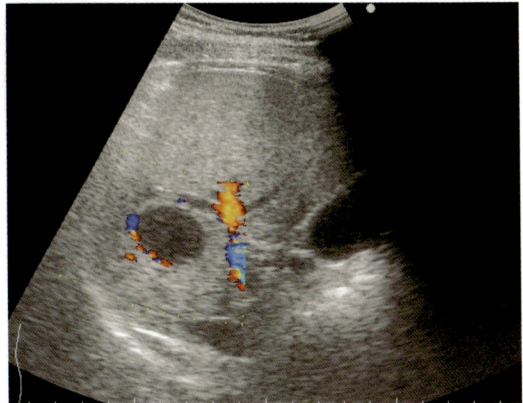

图 4-15　右肝后叶原发性小肝癌
呈低回声结节,周边见环绕血流信号

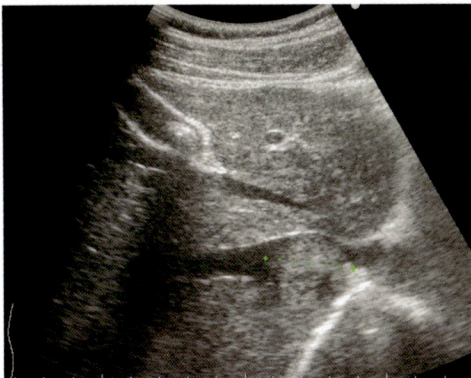

图 4-16　肝静脉内出现癌栓
癌栓向下腔静脉及右心房发展

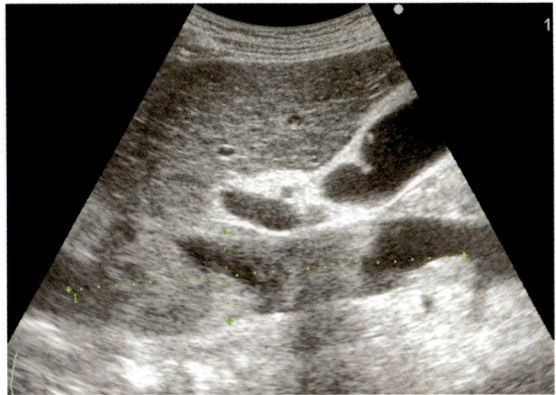

图 4-17　右肝后叶上段原发性肝癌
侵犯右肝静脉及下腔静脉

其中85%~90%来源于肝动脉。门静脉也参与供血,虽较少但也不容忽视,研究证实,有50%以上的肝癌病灶由肝动脉及门静脉双重供血,动脉分支常深入到肿瘤中心,而门静脉分支则分布于肿瘤周边,以细小分支向中心延伸,且肝动脉与门静脉间存在广泛吻合。

原发性肝癌的彩色多普勒表现根据血流信号的多少主要有以下类型。

(1)富血供型:肿块内部见丰富血流信号,周围可见环绕血流信号,有时可见肿块外周血管进入肿块内部,表现为"提篮样"(图4-18~图4-25)。

(2)少血供型:肿块内血流信号较少或探测不到,有时周围可见环绕血管(图4-26和图4-27)。

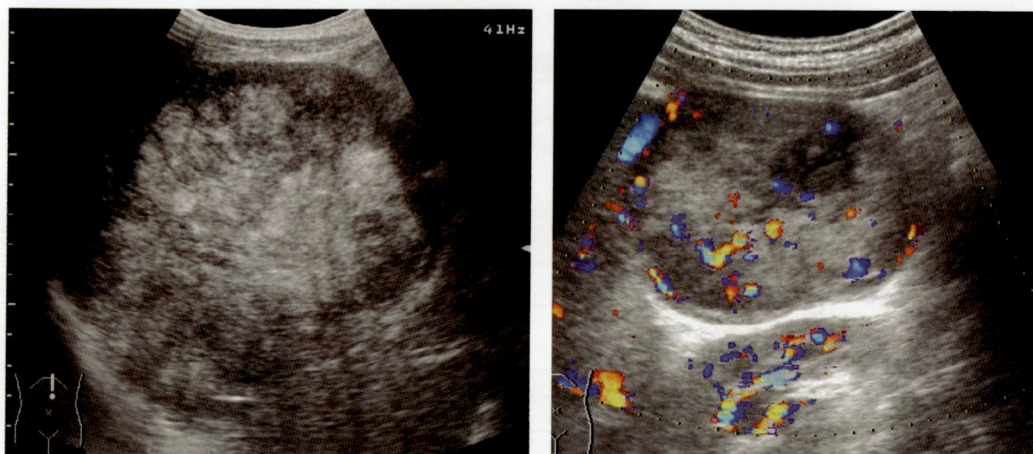

图4-18　右肝巨块型原发性肝癌
内部回声不均匀,可见丰富血流信号,周边见环绕血流信号

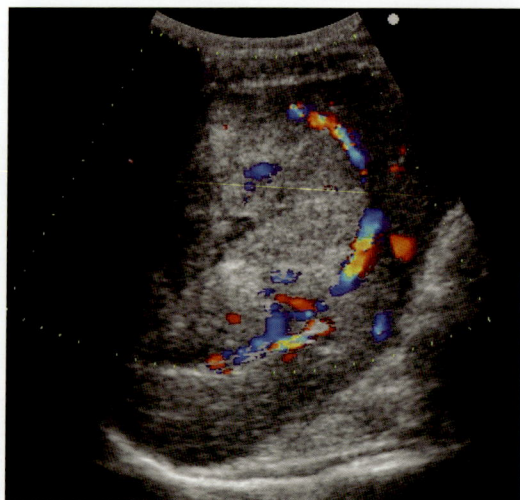

图4-19　右肝巨块型肝癌
周边环绕丰富血流信号

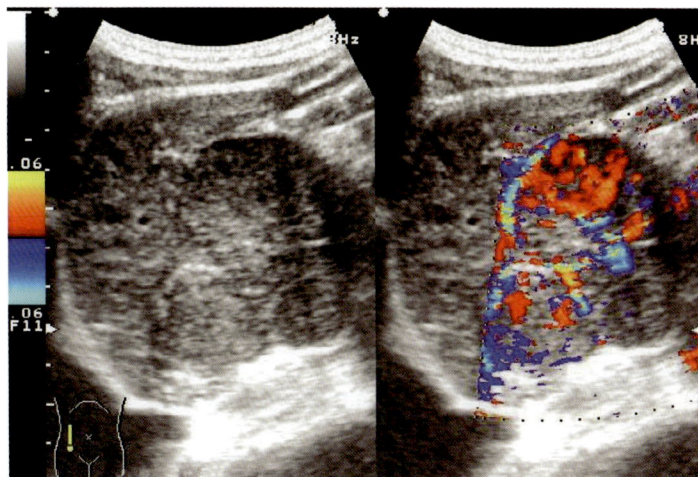

图 4-20 右肝原发性肝癌

内血流信号丰富,周边见环绕血流信号

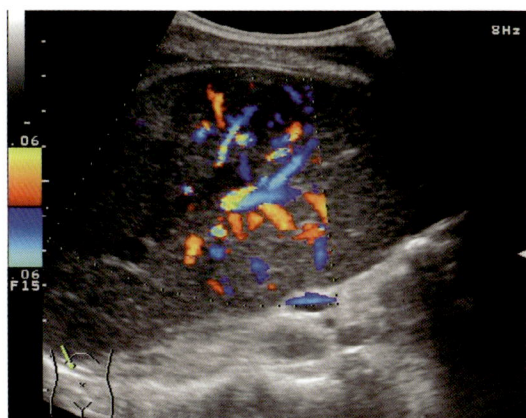

图 4-21 原发性肝癌

内血流信号丰富

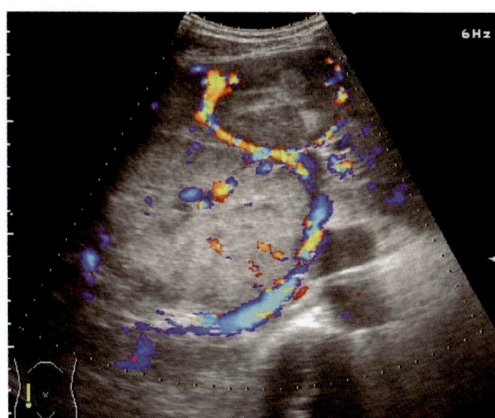

图 4-22 原发性肝癌

呈等回声型,周边见环绕丰富血流信号

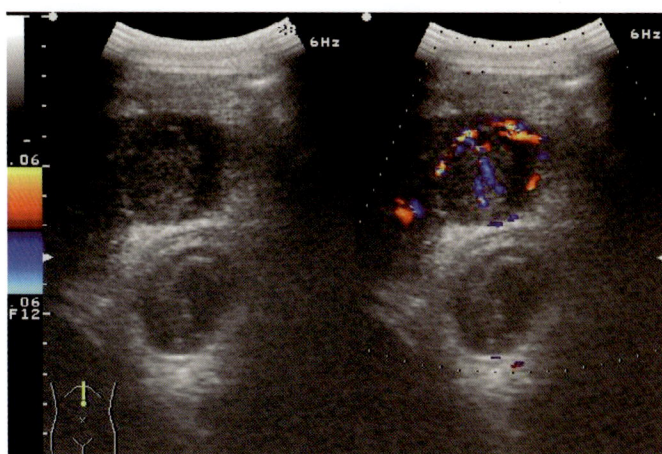

图 4-23 右肝前叶原发性肝癌

血流信号丰富,周边见环绕血流信号

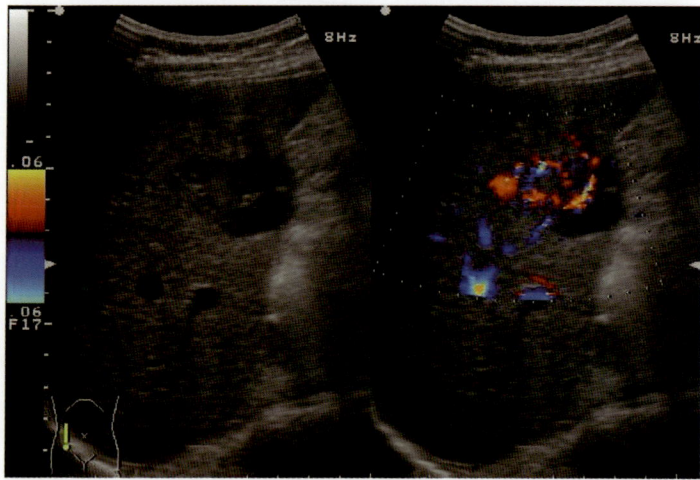

图 4-24　右肝前叶原发性小肝癌

呈低回声不均结节,其内及周边血流信号丰富,可见 1 支粗大的血流束伸入结节内

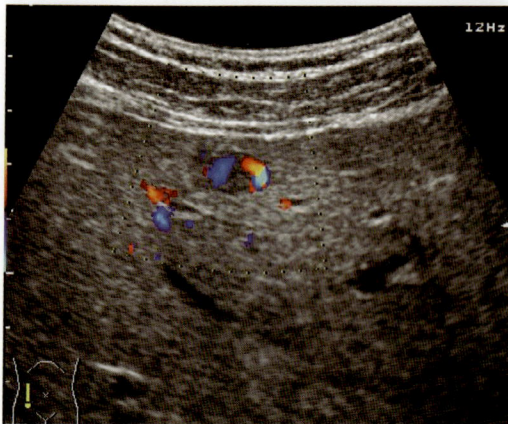

图 4-25　肝包膜下小肝癌

内血流信号丰富

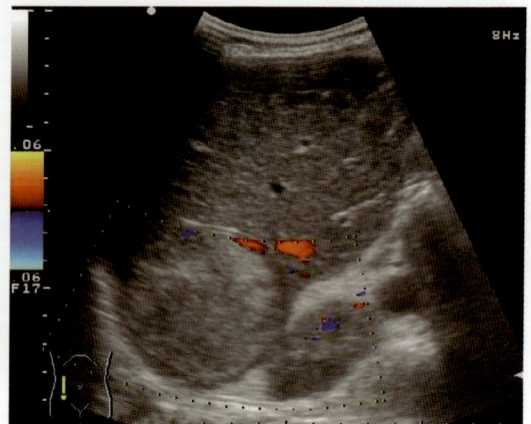

图 4-26　右肝后叶下段原发性肝癌

呈高回声团块,内血流信号稀少

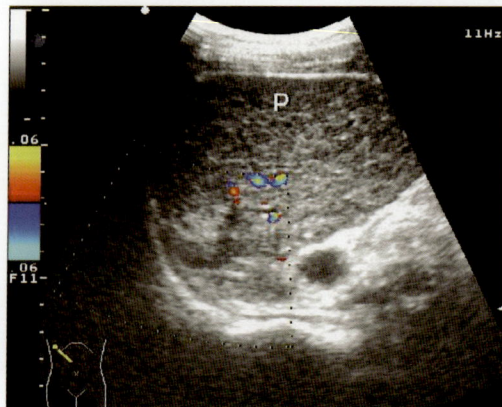

图 4-27　右肝后叶原发性肝癌

呈高回声团块,内血流信号稀少

　　脉冲多普勒对肝实质及肝癌血管的血流动力学分析表明,发生肝癌时整个肝血流动力学的改变与肿瘤大小、位置、进展程度、有无门静脉癌栓形成等因素有关。绝大多数肝癌病灶内可检出高速高阻的动脉型血流频谱,约70%可检出门静脉型血流频谱,另外因许多肝癌尤其较大的癌灶内肝动脉与门静脉间存在广泛吻合,因此许多癌灶内可测及动静脉瘘血流曲线(图4-28和图4-29)。

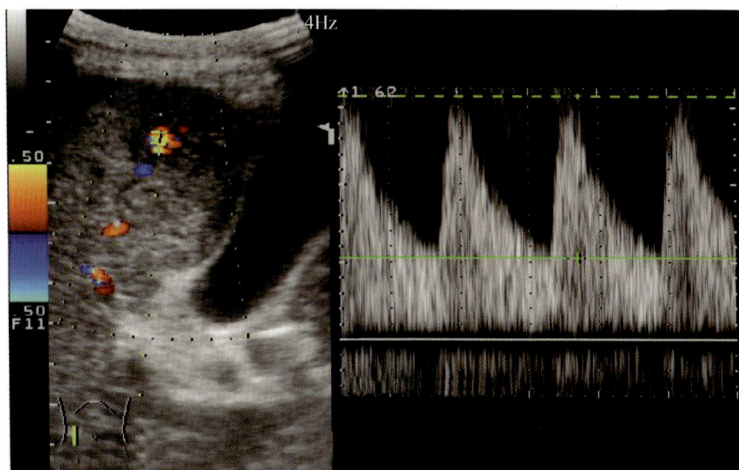

图4-28　右肝前叶原发性肝癌

胆囊受压,多普勒于肿瘤内测及高速高阻型动脉血流曲线

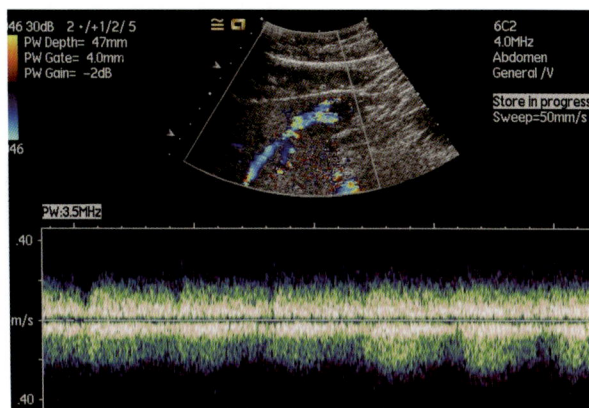

图4-29　右肝前叶原发性肝癌检出门静脉型血流曲线

5. 超声造影

　　超声造影是利用造影剂的强回声反射,提高超声图像的对比分辨率、改善探测的敏感性和特异性的增强显像技术,是目前超声医学发展最快速的应用之一,它使超声医学步入一个崭新的领域。实时超声造影根据肝及肝内不同性质病灶不同时相的造影增强特点和时间-强度曲线分析,可显著提高对肝癌的诊断和鉴别诊断。特别是在小肝癌的鉴别诊断中具有重要的临床价值,常用于肝癌的早期发现和诊断。

　　(1)超声造影剂:也称回声增强剂,是由空气或其他气体微泡组成,外包裹不同的膜物质作为外壳或吸附于微颗粒物质,此外还含有溶液介质的溶剂如注射用水、生理盐水、磷酸缓冲液等及改进造影剂物理化学性能的增稠剂、稳泡剂、抗氧化剂等辅助成分。其作用原理叙述如下:①这些微气泡是超声波的强的散射体,可以使背向散射信号提高 30dB,提高普通灰阶超声和多普勒超声对富含微气泡组织的探测;②微气泡在声场交变电声压作用下的非线性运动产生谐波信号,以谐波散射回声成像,能提高声速的轴向分辨率及回声信噪比,改善图像质量。

自 1968 年 Gramiak、Shah 报道了注射造影剂的盐水溶液后能增强人体心室动脉的超声回波信号并首先将超声造影剂应用于临床之后,超声造影剂的发展经历了不同的阶段。

第一代超声造影剂为自由气体(空气或氮气),相对分子质量小,尺寸大,无膜包被,不稳定,在血液中持续时间短、不能通过肺循环,导致左心不能显影,只能用于右心显影,因此其使用受到一定的限制。第一代造影剂代表类型为 Echovist。

第二代造影剂在空气气泡外围包裹一层白蛋白、脂类、聚合物或表面活性剂作为膜壳,稳定性好,尺寸小($<8\mu m$)。经静脉注射后可通过肺循环到达左心室及外周血管。第二代造影剂代表类型为 Albunex、Echoovist、Levovist。由于微泡在血液中的持续时间短,增强效果不明显,诊断价值有限及新型造影剂的出现,2000 年后逐渐退出造影剂市场。

第三代造影剂内含氟碳类气体,外有膜包裹,由于氟碳类气体溶解性及弥散性均低,其在血液中稳定性显著提高,可在心血管系统中反复循环,故其持续时间长,氟碳类气体具有较强的声波反射性能,能够显著增强超声检测信号。第三代造影剂代表类型为 Optison、SonoVue、Sonovist。目前我国临床上主要应用 SonoVue 进行肝脏超声造影。

(2) 造影成像技术:微气泡声学造影剂具有较强的散射作用,可以增强实质性脏器的灰阶像和多普勒信号强度。但由于造影剂浓度偏低,在血液中的半衰期短,散射回声强度低等原因,需要采用一些增强造影剂散射回声的技术。目前已有的新技术主要有以下几种。

二次谐波灰阶成像:造影剂的非线性运动产生较强的谐波信号,可以敏感地检测微小血管中微气泡的存在,还减少了近场伪像及旁瓣伪像。

能量多普勒谐波成像:造影剂的应用,使血流信号得到增强,提高能量多普勒显像对微小血管内低速血流的检出能力,但常有伪像及由于血流信号过度增强引起的花怒放伪像(blooming artifact)。

间歇式谐波成像(intermittent harmonic imaging,IHI):又称间隔延迟谐波成像(interval-delay harmonic imaging,IDHI),这一技术将触发显像与谐波显像相结合。基本原理是较高能量(通常以机械指数 MI 表示)的超声波呈间歇式发射。此技术可敏感探测到毛细血管内低速血流,反映微循环血流状况,提供了组织血流灌注的重要信息。

脉冲反向谐波成像(pulse inversion harmonic imaging,PIHI):也称为编码脉冲反向谐波成像(coded pulse inversion harmonic imaging),即脉冲反向谐波成像与编码技术,又称为编码谐波血管显像(coded harmonic angio,CHA)。探头连续发射两组相位相反的声波,返回后,基波由于时相相反而抵消,而非线性部分的谐波则得到加强,从而更敏感地检测微细血管内的低速血流。

超声造影对肝疾病诊断的依据是血管显像期病变组织与正常肝组织回声强度动态变化的差异及不同病变之间的增强方式。

正常肝的超声造影造影剂经末梢静脉注入后,经右心、肺循环、左心、主动脉,而后由 2 个途径进入肝:一是由腹腔动脉到肝动脉,二是经门静脉进入肝血窦。采用实时成像技术可以观察肝组织增强的动态过程。其大致可以分为3个时相:①肝动脉相(8~30秒):表现为肝实质内动脉血管迅速显影,呈亮线状强回声。血管分支形态规则,似"枯树状",随着造影剂进入微小血管及肝窦(相当于肝脏微循环),肝实质回声亦逐渐不均匀性弥漫性增强。②门静脉相(30~60秒):表现为门静脉主干及其一、二级分支内充盈造影剂,血管呈"条带"状较强回声,逐渐呈均匀性增强。由于门静脉血流量占肝血供的2/3,此时肝实质增强较显著。③延迟相(60~300秒或更长):表现为肝组织呈均匀强烈增强,在造影剂注入后3分钟左右达到高峰,其后回声逐渐均匀性衰退、减低,回复至基础状态。关于延迟相肝实质增强的原因,目前国内外大多数学者都认为可能是造影剂在循环过程中,被正常肝的网状内皮系统(Kupfer细胞)吞噬或滞留于窦状间隙内或黏附于血管壁,触发成像时,这些微气泡产生强烈的谐波信号,使肝实质回声增强。

肝细胞性肝癌的超声造影表现基于其病理学基础。大多数肝癌的血供较丰富,且以动脉供血为主,供血动脉扩张、迂曲,肿瘤周围及中心有异常增生的血管及动静脉吻合支。根据欧洲超声联合会颁发的造影剂使用指导原则及临床实践经验,原发性肝癌超声造影的典型表现是病灶动脉相快速整体增强、门静脉相消退呈低回声,即所谓的"快进快退"增强模式(图4-30和图4-31),该超声造影增强模式对诊断肝细胞性肝癌有较高的敏感性和特异性。体积较大的肝癌内部常出现坏死、液化等而表现为不均匀性增强或出现增强缺损区。临床上常出现一些超声造影不典型的原发性肝癌,甚至彩色多普勒超声显示多血供的结节而超声造影表现不典型,主要表现为增强方式和增强时相的不典型,前者包括增强达峰时呈斑片状或环状增强或呈造影剂充盈缺损等表现;后者包括肿瘤开始增强与肝实质同步或晚于肝实质、门静脉期肿块增强未消退,门静脉相和延迟相始终呈等回声改变(图4-32)。经肝动脉插管栓塞治疗、射频、微波及无水乙醇消融等非手术治疗后的肝癌结节,其内部结构复杂,回声杂乱,常规超声无法准确反映治疗效果及肿瘤内有无残存癌组织,而超声造影多可明确显示肿瘤内有无残存癌组织。

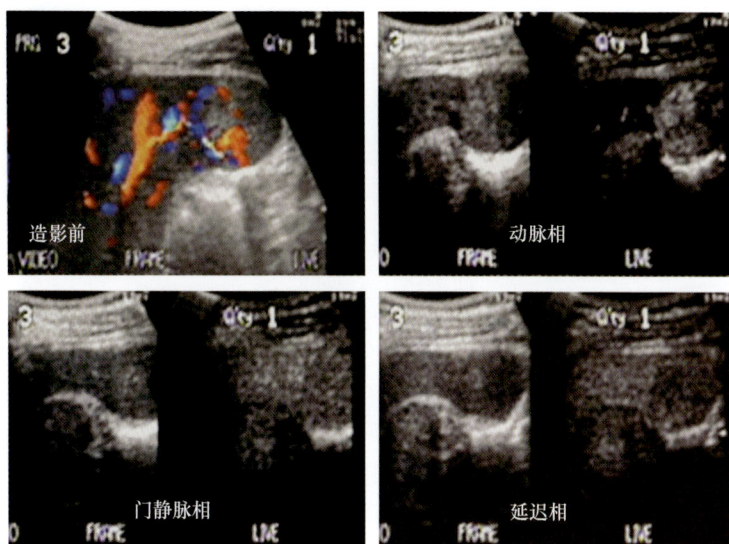

图4-30　原发性肝癌

右肝前叶外突性低回声团块,超声造影呈典型的"快进快退"表现

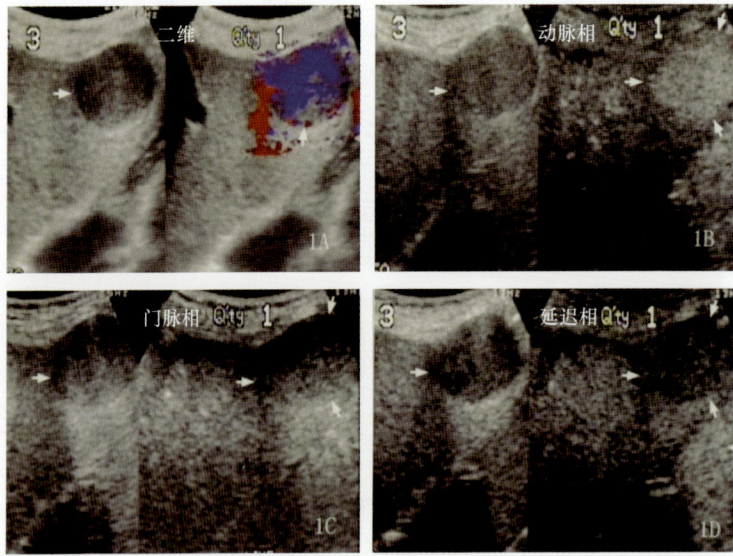

图 4-31　原发性肝癌

右肝前叶低回声病灶超声造影呈典型的"快进快退"表现

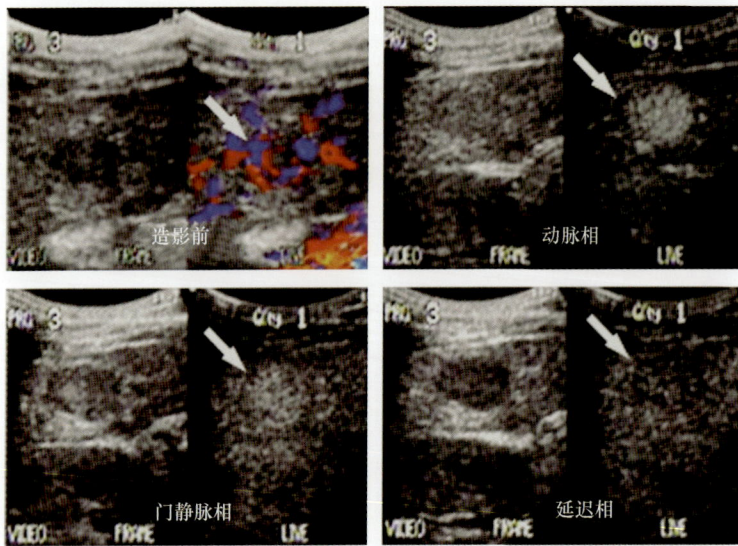

图 4-32　原发性肝癌

彩色多普勒超声示右肝病灶内血供丰富,而超声造影呈"快进慢退"表现,直至延迟相病灶内仍见少许增强

　　据文献报道,实时超声造影前后,肝恶性肿瘤超声诊断的敏感度从 78% 提高到 100%,特异度从 23% 提高到 92%。以动脉相整体增强,门静脉相或延迟相消退为低增强作为 ≤2cm 肝细胞性肝癌诊断标准,实时超声造影的诊断准确性高达 80% 以上。对肝占位病变的诊断能力,实时超声造影(CEUS)与增强 CT(CECT)相近,具有独立诊断价值,对于增强 CT 扫描阴性或未显示病灶血流灌注特点的病例,超声造影具有更重要的临床意义。

超声造影除了提高肝癌超声诊断率外,造影过程中病灶的增强程度、增强持续时间还可反映病灶所在的肝背景、肿块的供血多少、分化程度、生物学特性及恶性度。

正常肝背景与代偿性肝硬化背景下 HCC 大部分表现为肝癌典型的"快进快退"的增强模式,而失代偿性肝硬化背景下 HCC 却大部分表现肝癌为不典型的"快进慢退"的增强模式。肝癌的分化程度越高,其门静脉相或延迟相呈现低回声的机会越少,在门静脉相呈等回声者常提示肝癌分化程度较高(图 4-33)。

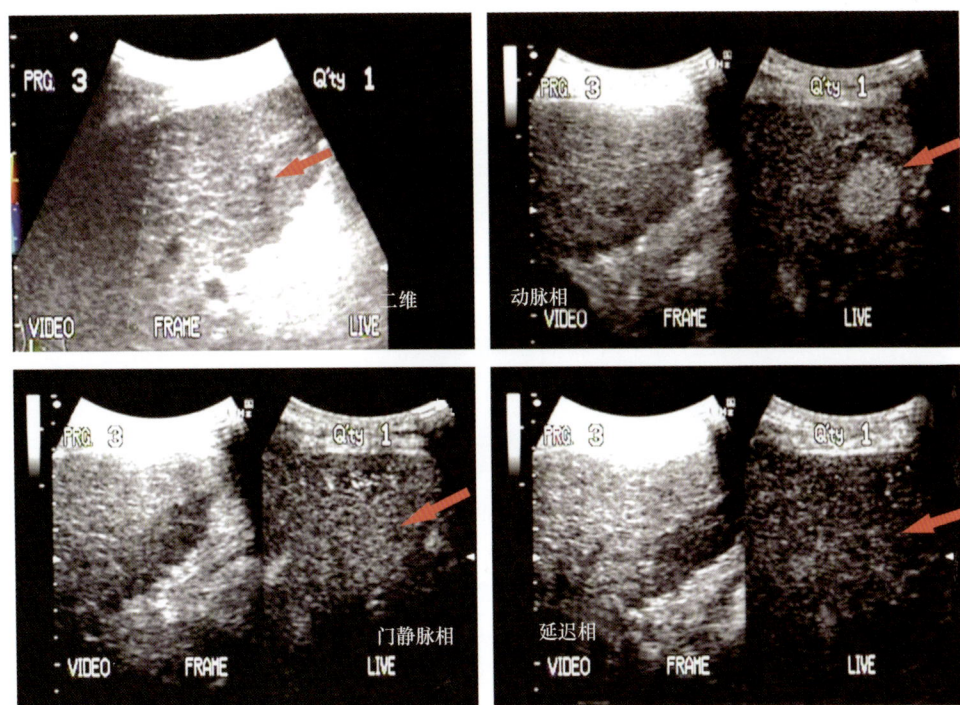

图 4-33　失代偿性肝硬化背景肝细胞性肝癌超声造影图
图示肝癌呈"快进慢退"超声造影改变

原发性肝癌多为动脉供血,通过造影峰值时间可估计肿瘤结节内的血供状况。研究表明肝癌超声造影峰值时间与瘤内动脉密度之间存在负相关,即肝癌的供血血管越多,血管密度越大,单位时间内进入瘤体内的造影剂微泡的数量就越多,超声造影表现为肿瘤实质迅速增强,增强峰值时间短;反之,肿瘤增强的峰值时间就会延长。徐青等研究指出:肝癌组织中的微血管计数与肝癌的组织学特征密切相关,并与肝癌分化、肝内血管浸润及肝内癌灶数目有关,微血管密度高的肝癌易发生转移,预后不良。通过对超声造影增强峰值时间的观察,可了解肝癌内部血供的丰富程度,并由此可以进一步推测肝癌的生长、浸润、转移等生物学特性,指导肝癌的临床治疗及预后评估。

DNA 倍性是恶性肿瘤的生物学特性之一,正常组织、反应性组织及良性肿瘤组织均具有正常的二倍体 DNA,而绝大多数恶性肿瘤为多倍体且多为非整倍体(异倍体)。随着肿瘤细胞 DNA 从二倍体向异倍体转变,反映其增殖活性的 S 期细胞比率和 PI 也逐渐增高,其生物学特性越活跃,恶性度越高,预后越差。研究表明 HCC 超声造影增强持续时间与肿瘤细胞的增殖程度呈负相关性,即 HCC 超声造影增强持续时间越短,反映其增殖状态的 DNA S 期比率及 PI 就越大,肿瘤细胞增殖性越强,生物学特性越活跃,恶性度就越高;相反,造影持续时间越长,则增殖性越弱,生物学特性相对稳定,恶性度就低。同一个肿瘤内不同部位癌细胞的生物学特性也可能不同,因此超声造影表现也会有所不同,即造影呈典型的"快进快退"表现,则 DNA 表现为高分裂的异倍体峰,不显影部分为稳定二倍体峰。

超声造影用于肝局灶性病变穿刺活检可以提高穿刺的取材满意率及诊断准确率,尤其对内部结构不均的大病灶和 HCC 非手术治疗后的疗效评判性穿刺可明显减少产生假阴性结果,还可在一定程度上减少术后出血的发生。如在常规超声引导下对其进行疗效评判性穿刺活检,常不能取到残存癌组织而致假阴性结果。超声造影不仅可为穿刺指示准确有效的部位,同时还可对肿瘤的治疗效果进行准确评价。

实时灰阶超声造影对门静脉癌栓也有很高的诊断价值,可提高门静脉瘤栓的检出率及诊断率。研究表明,门静脉癌栓的超声造影表现与肝癌的造影表现类似,均为动脉期的快速高增强,然后快速消退,即"快进快退"。这可与门静脉血栓相区别,后者多出现"充盈缺损"的造影改变。

总之,肝内肿块超声造影对于肝癌的诊断、临床治疗方案选择及预后有重要的指导意义,值得深入研究。

6. 肝癌术前超声引导下经皮穿刺活检

超声引导下经皮穿刺活检以其无辐射、实时、方便易行等优势,已成为临床上肝内肿物特别是 AFP 阴性患者术前活检的主要手段,其对病理细胞学与组织学检查的应用价值已得到临床的充分肯定,对亚临床型肝癌包括复发性肝癌或小肝癌的早期诊断及与肝硬化增生结节等的鉴别诊断、早期治疗和疗效监测尤其是非手术治疗的疗效监测具有重要的临床应用价值,对缩短病程、提高疗效、改善预后都具有重要意义。

肝癌术前或其他治疗前穿刺活检不仅可提供病理形态学信息,还可将抽吸的组织进行 DNA 测定及细胞周期分析,观察细胞增殖比值变化过程,进一步了解其病理生物学特性,对临床早期掌握肿瘤的发生、发展与预后提供可靠的信息,并为治疗方案(如手术范围等)的选择提供生物学依据。此外,由于 DNA 的含量及其增殖周期随着癌细胞的杀灭与复发而消长,通过与治疗前的病理、DNA 分析对照,从而可判断肝癌的疗效与患者预后。因此采用超声引导穿刺活检抽吸癌组织进行 DNA 分析对肝癌有较好的临床实际应用前景,同时亦可作为其他肿瘤病理生物学研究的借鉴。

由于常规超声无法清晰显示病灶或无法准确辨别病灶内的组织性质,因而无法准确显示有效穿刺部位。再者,肝穿刺活检主要并发症为出血,严重者危及生命,应予足够的重视,尤其对肝硬化、HCC 等伴凝血功能低下的患者应尽量减少穿刺次数,避免发生出血。超声造影作为肝穿刺活检的引导手段可提高穿刺诊断准确率、减少穿刺次数,对于一些较大的、内部组织结构复杂的病例尤有意义。

采用普通探头与普通细针穿刺活检具有方便、安全、相对低廉的优点,且可"一针两用"(兼有细胞学与组织学检查)。研究表明治疗前肿瘤组织内血供丰富,肿瘤组织相对较为疏松,在普通细针穿刺提插伴针筒内较高负压抽吸下,被穿刺针刺碎的小块肿瘤组织能随血液和组织液被抽吸入针筒与针管内,因此治疗前普通细针抽吸活检取材有较高的成功率。研究也表明肝癌治疗前细针、粗针活检取材的成功率无明显差异,因此普通细针穿刺抽吸活检对肝癌诊断与疗效判断有较高的临床应用价值与安全性,为值得推广应用的技术。

但由于普通细针很难满足病理诊断的取材要求,且治疗后肿瘤内血管闭塞致肿瘤内血供减少,以及肿瘤内胶原纤维增生等病理改变,使病灶变得更加致密甚至坚硬,故普通细针活检取材的成功率于治疗后下降,而采用弹射式粗针活检无论于治疗前或治疗后活检取材均有很高的成功率,因此当采用细针取材不满意,尤其是对治疗后一些普通细针无法取材的病灶,应改用抽吸切割或粗针自动切割方法进行活检,以提高取材成功率及满意度。

(三) 其他影像学诊断

1. CT

CT 为肝癌常用且重要的检查方法。可明确显示肿瘤的部位、大小、数目、形态、边界、血供及肝外情况。CT 平扫可发现 2cm 以上的肝癌,巨块型和结节型肝细胞性肝癌平扫表现为单发或多发、圆形或类圆形肿块,呈膨胀性生长,边缘有假包膜则肿块边缘清晰光滑,这是肝细胞癌 CT 诊断重要征象;弥漫型者结节分布广泛,境界不清。肿块多数表现等密度或高密度。巨块型肝癌可发生中央坏死而出现更低密度区,合并出血或发生钙化则肿块内表现高密度灶。有时肿块周围出现小的结节灶,称为子灶。CT 动态增强扫描及灌注成像不仅可反映病灶的血流动力学特点,CT 灌注成像更有助于在肝硬化实质中检出早期肝癌,其敏感性和特异性可达 90% 以上。在动脉期,主要由门静脉供血的肝还未出现明显对比增强,而主要由肝动脉供血的肝癌,出现明显的斑片状、结节状早期增强。但到门静脉期,门静脉和肝实质明显增强,而肿瘤没有门静脉供血则增强密度迅速下降。平衡期,肝实质继续保持高密度强化,肿瘤增强密度则继续降低。全部增强过程表现“快进快出”现象。CT 动脉性门静脉成像(CT arterial portography,CTAP)和 CT 肝动脉成像(CT hepatic arteriography,CTHA)是检查小肝癌(直径≤3cm)较具敏感性和特异性的影像学诊断方法之一,可检出 0.5cm 的微小病灶,显著提高了小肝癌的检出率。

当门静脉、肝静脉及下腔静脉癌栓形成时,表现为门静脉、肝静脉及下腔静脉扩张,增强后出现充盈缺损及周围杂乱侧支循环;胆道系统侵犯,引起胆道扩张,肝门部或腹主动脉旁、腔静脉旁淋巴结增大提示淋巴结转移;同时出现肺、肾上腺、骨骼等器官的转移也是肝癌的重要征象,并提示肿瘤已属晚期。

2. MRI

MRI 是一高效、无创伤性的肝癌检查手段。对肝癌的诊断类似于 CT。用于肝癌的常规 MR 扫描有 SE T_1WI;FSE T_2WI,同时采用脂肪抑制技术;动态增强扫描常用梯度回波序列(GRE)。T_1WI 呈稍低信号或低信号,而 T_2WI 呈稍高信号为肝癌的典型信号特点,门静脉癌栓、肿瘤脂肪变性、假包膜形成及瘤周水肿为肝癌的特征性 MRI 表现,转移癌等其他肿瘤很少有脂肪变性和门静脉瘤栓。MR 灌注成像在小肝癌定性诊断方面具有独特优势,Yoshioka 等报道在检测肝细胞癌时高分辨力灌注成像的敏感度达 91.7%,甚至对于 1cm 或更小肝细胞癌也可达 78.6%,MRI 弥散加权成像对肝良、恶性肿瘤的鉴别有重要意义。

3. 选择性动脉造影

选择性动脉造影(digital subtraction angiography,DSA)可以明确肝内病变的性质、部位、数目、供血血管及其形态特点、血流动力学情况、有无动静脉分流和癌栓形成等,对肝癌的诊断与鉴别诊断具有重要意义,也为介入治疗的方法选择和操作提供依据。造影前需了解患者的临床症状,实验室检查结果,CT、MR、超声等影像学检查的情况。造影应遵循全面观察和具体分析的原则。全面观察要求:应先行肝总动脉造影,如肝动脉显示不全,或病灶供血显示不全,应做肠系膜上动脉造影(病变在右叶)、胃左动脉(病变在左叶)或膈动脉造影(病变在膈顶)等。DSA 对小肝癌的诊断有较高的准确性和敏感性,可显示0.2cm 的细小动脉及 0.5cm 以下的小病灶。但 DSA 是有创检查,主要用于其他检查仍未能确诊的患者。

(四) 鉴别诊断

1. 肝血管瘤

高回声的肝癌有时需与高回声的血管瘤鉴别,低回声的肝癌需与低回声的血管瘤鉴别。肝血管瘤多呈"浮雕"征,很少有占位效应,其边界清楚,无声晕,可有边缘裂开征及血管进入或穿通征,大的血管瘤探头加压时病灶可有一定的形变,彩色多普勒一般无血流信号,若见血流信号多为静脉血流频谱,超声造影表现为向心性的"慢进慢退"的增强模式,且随访中血管瘤生长速度缓慢,而肝癌一般生长迅速。

2. 肝硬化

弥漫性肝癌需与肝硬化相鉴别。肝硬化的肝实质回声增粗,失代偿期时肝体积常缩小,表面呈锯齿状改变,肝内血管走形僵直,可有门静脉扩张,有脾大、腹腔积液等门静脉高压的表现,实验室检查肝功能异常,AFP 阴性。

3. 肝硬化结节

肝癌常发生在肝硬化基础上,常规超声常很难分辨肝硬化增生结节与小肝癌,超声造影根据两者完全不同的增强特征可予以鉴别。肝硬化增生结节动脉期无增强,门静脉期、实质期与周围肝实质回声相同,而 HCC 典型的增强模式为动脉期肿瘤快速增强,门静脉期或实质期退出的"快进快退"征象。

4. 局灶性结节性增生

局灶性结节性增生(FNH)为肝实质内低回声、高回声或混合性回声的肿块,边界清楚,无包膜,典型者中央有星状瘢痕,彩色多普勒超声一般见从肿块中央呈放射状流向周边的丰富血流信号,呈"轮辐状"改变,超声造影呈"快进慢退"的增强表现。且无肝硬化病史,无恶性浸润特征,如癌栓、子结节等,内部无液化坏死,有助于鉴别诊断。

5. 脓肿

早期肝脓肿未液化时,超声图像与肝细胞癌相似。但肝脓肿后回声常有增强,周围常有较宽的低回声带。患者多有寒战、高热、肝区疼痛等病史。动态观察有助于鉴别。

6. 炎性假瘤

炎性假瘤肝内圆形、椭圆形或不规则实性团块,边界清楚但欠规则,内部回声以低回声为主,周边无声晕,较大肿块可压迫推移周围血管,但无侵蚀包绕现象,团块内部少血供或无血流信号,增强扫描无增强表现,且无癌栓等转移征象。

7. 转移性肿瘤

转移性肿瘤常为多发,单发者应注意鉴别。不同组织来源的肝转移肿瘤可有特征性表现,如"牛眼征"、"靶环征",如发现其他部位的原发灶多可确诊。

（林振湖　林学英　林礼务）

三、原发性肝癌的治疗

目前对于原发性肝癌的治疗主要包括外科手术治疗(肝切除与肝移植)与非手术治疗。

（一）外科手术治疗

原发性肝癌的外科治疗包括肝切除术和肝移植术。

1. 肝切除术

肝切除术的基本原则:①彻底性,完整切除肿瘤,切缘无残留肿瘤;②安全性,最大限度保留正常肝组织,降低手术病死率及手术并发症发生率。术前还应对肝功能储备进行评价,通常采用 Child-Pugh 分级评价方法。肝切除方法包括根治性切除和姑息性切除。根治性切除适用于:①肿瘤数目不超过 2 个;②无门静脉主干及一级分支、总肝管及一级分支、肝静脉主干及下腔静脉癌栓;③无肝内、外转移。

2. 肝移植术

肝癌肝移植仅作为补充治疗,用于无法手术切除,不能进行射频、微波和 TACE 治疗及肝功能不能耐受的患者。

（二）非手术治疗

非手术治疗包括介入治疗、放射治疗、生物治疗、分子靶向治疗、系统化疗以及中医药治疗等。

1. 介入治疗

（1）血管性介入治疗(TACE):肝动脉化疗栓塞(TACE)主要适用于不能切除的中晚期肝癌,特别是以右叶为主或多发病灶或术后复发而不能手术切除者。对于不能根治切除的肝癌经多次 TACE 治疗后,如肿瘤明显缩小,虽大部分已坏死,但仍可能有癌细胞存活,应积极争取及时手术切除;非根治性切除肝癌术后预防性 TACE 可进一步清除肝内可能残存的肝癌细胞,降低复发高峰期的复发率。但 TACE 对播散卫星灶和门静脉癌栓的疗效有限,更难控制病灶的远处转移,且不能阻断肝癌的发生。为了达到长期防治的目的,需与其他治疗方法综合应用,以期在肝癌切除术后充分调动机体的生物学抗肿瘤机制,消灭残存的肿瘤细胞,并进一步阻断肝癌的复发。

(2)非血管性介入治疗:主要指的是局部消融治疗,即在影像学技术的引导下,经皮、经肝穿刺或外科腹腔镜甚至开腹手术中,利用化学和(或)物理方法在局部直接杀灭肿瘤的一类治疗手段,包括化学消融、热消融和冷消融,具有微创、安全、简便、易于反复施行、成本相对低廉等显著优点,临床依从性较高,在我国已得到广泛的应用,已成为肝癌综合治疗中的一种重要手段,应用最多的主要有无水乙醇消融、射频消融及微波消融。

1)无水乙醇注射消融术(percutaneous ethanol injection,PEI),超声引导下 PEI 是肝癌多种微创治疗中较为成熟也是应用最多的方法之一。PEI 疗效确切,操作简便,损伤小,不良反应小,适应范围广,小肝癌到大肝癌都可应用。对于小肝癌,PEI 的治疗效果与手术切除相媲美,特别是生长于如第二肝门等不易手术的特殊部位的小肝癌,PEI 可作为首选的治疗手段。随着操作技术的改进,如多孔针插入技术,行多点、多方向、多平面穿刺及 PEI 量化治疗和个别化治疗的重视,PEI 逐渐应用于直径 3~5cm 甚至>5cm 的肝癌的治疗,对于肝表面、肝包膜下、合并门静脉癌栓、肝硬化门静脉高压的肝癌及复发性肝癌,其疗效得到肯定,特别是当肿瘤靠近大血管、患者肝功能不佳难以耐受手术切除及高龄肝癌患者,PEI 可作为最佳选择。目前无水乙醇注射治疗法对部分小肝癌病例可获得根治效果,因此人们提出了是否可以 PEI 取代手术切除小肝癌的观点。日本肝癌研究小组的对 4037 例经 PEI 治疗和 8010 例手术切除的肝癌患者进行了长达 8 年的全国性随访比较,结果表明单发肿瘤直径小于 2cm 的临床 I 分期患者及直径 2~5cm 的临床 I、II 和 III 分期的患者手术切除 5 年生存率分别为 71.5% 和 58.3%、45.1%、42.8%,均明显高于 PEI 对应的 54.2% 和 38.6%、28.8%、8.8%,因此认为对于适合手术的肝癌患者手术切除仍为首选治疗方法。但是他们认为许多肝癌呈多结节特性,并且 80% 都合并不同程度的肝硬化,只有不到 20% 的肝癌患者适合手术切除,因此 PEI 治疗仍起着重要的作用。林学英等对病理证实的原发性肝癌 746 例行超声引导无水乙醇量化治疗,2~3 日注射 1 次,4~10 次为 1 个疗程,对伴有门静脉分支内瘤栓的病例同时行栓子内无水乙醇注射治疗,对显示清楚扩张肝动脉者同时行门静脉栓子与肝动脉穿刺(双介入)注射无水乙醇治疗瘤栓。统计 1~8 年生存率、肝内原位与异位复发率及复发次数,结果显示 746 例患者的 1 年、3 年、5 年及 8 年生存率分别为 93.7%、73.8%、53.1% 和 47.6%;直径≤3cm 肿瘤患者的 1 年、3 年、5 年及 8 年生存率明显高于直径 3~5cm 肿瘤患者($P<0.01$)。肝癌原位及异位复发率:746 例患者 1 年、2 年、3 年、5 年及 8 年原位复发率分别为 2.5%、5.7%、6.4%、8.1% 和 8.9%,异位复发率分别为 11.4%、32.6%、47.2%、65.8% 和 81.9%,总的复发人次为 896 次。直径≤3cm 肿瘤患者的 1 年、2 年、3 年、5 年及 8 年原位复发率及异位复发率显著低于直径 3~5cm 肿瘤患者。87 例于治疗后行超声造影检查结果显示:仅 8 例(肿瘤直径均>3cm)于量化治疗后 1 个月至 2 年内复查结节内见小片区域轻微增强,再次行量化治疗 1 个月后复查未见增强,其余 79 例病灶均未见增强,治疗后 AFP 转阴者(降至 20ng/ml 以下)占 82.9%(422/509)。虽然近年来有多种超声介入治疗肝癌的方法已在临床应用,但 PEI 仍因其操作简便、廉价、不良反应与并发症少等诸多优点,已成为不可取代的肝癌非手术治疗方法之一,尤其适合手术后复发、严重肝硬化肝功能差、肿瘤部位特殊无法手术的患者,目前已日益完善,但是如何更彻底地杀死肿瘤细胞,如何抑制肿瘤新病灶的发生等问题,仍然是 PEI 治疗肝癌中有待于进一步研究的问题,详见第六章。

2) 射频和微波消融术(RFA、MWA),是较为安全有效的热消融疗法,临床已广泛应用于肝癌等实体肿瘤的治疗,其原理主要是在超声或 CT 引导下,将穿刺针固定于癌灶内,利用特殊装置使高频电磁波或微波在极短的时间内在肿瘤组织局部产生高温,直接引起肿瘤组织的热凝固性坏死。RFA、MWA 操作简便,不受瘤内纤维分隔限制,可一次性彻底毁损肿瘤组织,达到原位灭活和局部根治肿瘤的目的。此外,RFA、MWA 还可减少甚至解除肿瘤对机体的免疫抑制,提高机体肿瘤免疫力。

3) 高强度聚焦超声(HIFU),是一种较新治疗局部实体肿瘤的非侵入性技术,不需穿刺,具有更微创的特点,是很有潜力的治疗手段,其治疗肿瘤的作用机制是利用超声波的可视性、软组织穿透性和聚焦等物理特点,将体外低能量超声聚焦在体内肿瘤病灶处,通过焦点区高能量超声产生瞬态高温的热效应、空化效应和机械效应杀死肿瘤细胞,从而达到治疗目的。HIFU 具有适形、可实时监控、可重复性等优点,理论上可以运用于任何大小的肝癌,目前 HIFU 主要应用于不能切除的中晚期肝癌。

4) 激光消融术,临床应用多年,但因其组织凝固范围较小、疗效与其输出功率和作用时间有关、较大肿瘤消融时间太长等,逐渐被其他消融方法取代。

5) 热盐水注入疗法,是临床上把煮沸的生理盐水直接注入肿瘤内使局部肿瘤组织发生热凝固坏死,其缺点是灭活的可控性和彻底性欠佳,尤其对较大的肿块难以达到彻底杀灭癌细胞的效果,其确切临床价值仍有待进一步评价。

6) 冷冻消融术,是一种只在针尖冷冻而刀柄保持常温,使用氩气解冻的微创靶向冷冻技术,刀尖在几秒钟内降到-140℃,其治疗肝癌的适应证同微波和射频,但冷冻消融对肝功能有一定的损害,不良反应及并发症较其他消融手段多,目前多应用于不能切除的中晚期肝癌,对肝癌术后复发的治疗文献报道较少。

2. 放射治疗

放射治疗(俗称放疗)是恶性肿瘤治疗的基本手段之一,但在 20 世纪 90 年代以前,由于放疗效果较差,且对肝损伤较大,因此原发性肝癌患者较少接受放疗。20 世纪 90 年代中期以后,三维适形放疗(3DCRT)和调强适形放疗(IMRT)等现代放疗技术逐渐成熟,为放疗在肝癌治疗中的应用提供了新的机会。目前,采用 3DCRT 和 IMRT 技术治疗不能手术切除的原发性肝癌的研究已陆续公布,对于局限于肝内的肝癌患者,放疗结合介入治疗的 3 年生存率已达 25%~30%。

3. 系统化疗

早在 20 世纪 50 年代,系统化疗就用于治疗肝癌。多数传统化疗药物,包括多柔比星、5-氟尿嘧啶、顺铂和丝裂霉素等,都曾被试用于治疗肝癌,但单药有效率较低,可重复性差,毒副反应明显,未改善生存时间,因此多年来停滞不前,迄今尚无标准化疗药物或方案。近年来,新一代细胞毒性药物(如奥沙利铂、卡培他滨、吉西他滨及伊立替康等)的相继问世,使胃肠癌化疗有了长足进步,显著改善了患者预后,也推动了对肝癌化疗的研究。

4. 中医药治疗

在机体多种恶性肿瘤中,肝癌是我国传统医药治疗最常见到效果的肿瘤之一。中医以整体观念根据患者全身特点辨证论治,可适用于各型、各期肝癌。中医药治疗注意整体的攻补兼顾,根据肝癌患者不同情况,采用不同治则。一般来说,中医药治疗肝癌的优势在于有利于稳定病情,毒性作用轻微、症状改善较明显,使病情发展减慢,少数患者肿瘤缩小或带瘤较长期生存,患者易接受,费用比较低廉。目前认为中医药作为肝癌的辅助治疗,有助于减少放、化疗毒性,改善癌症相关症状,提高生存质量,并有可能延长生存期。

5. 肝癌间质化疗

所谓间质化疗是指将抗癌药制备成具有缓释作用的给药系统,经不同方式植入(注入)肿瘤组织、瘤周组织的间质中或肿瘤切除后的瘤床,从而达到局部组织的持续、高效的药物浓度,建立一种较彻底灭活肿瘤、操作简便、同时降低全身毒性作用的化疗新方法。化疗药物肿瘤内的直接注入可在局部形成很高的药物浓度,可以采用缓释药物使其有效成分能从制剂中缓慢释放出来,从而可满足抗肿瘤药物长时间作用的要求,是一种极具临床应用前景的肝癌治疗新方法。

6. 经皮植入放射性核素瘤内疗法

自从 1898 年居里夫妇发现放射性核素镭以后,到目前为止已经发现的放射性核素有2500 多种,其中绝大部分是人工放射性核素,而用于临床近距离治疗的核素仅有 10 余种,以 ^{90} 钇玻璃微球(^{90}Y-GMS)和 ^{32} 磷玻璃微球(^{32}P-GMS)应用为多,两者都是发射纯 β 射线,能量高,以微球为载体,放射性核素富集在微球的表面,克服了核素外渗的缺陷,适宜肿瘤的内照射治疗。经皮瘤内注射放射性核素,放射性核素用量小,T/N 比值(肿瘤与非肿瘤组织吸收剂量比)高,病灶部位可以达到足够的治疗剂量。近年来,由于放疗设备的不断改进及放射物理学和放射生物学的研究进展,使放射治疗已成为治疗肝癌的手段之一,目前部分肝癌患者需要放射治疗达到姑息甚至根治的目的。国内外动物及临床研究表明,在 CT 和超声引导下植入放射性粒子其内照射射线剂量小,作用时间更长,治疗定位更准确,对肿瘤局部作用均匀,辐射半径小(2cm 左右),对周围正常组织损伤极小,是一种非常好的局部治疗措施,对肝癌细胞破坏性大,疗效肯定,安全且痛苦少,与化疗配合,治疗肿瘤的效果更加明显(可以杀灭远处的微转移病灶)。但也有学者对这种方法的安全性表示质疑,认为如果微球从肝表面渗出到腹腔内,将导致严重的后果,因此治疗中要警惕腹腔泄漏。

(林礼务　林晓东　林振湖)

第五章 小肝癌的诊断与治疗

原发性肝癌诊疗中最引人关注的就是小肝癌的诊断与治疗,其良好的临床治疗效果推动了与之相关的基础与临床研究,研究成果又指导了临床实践,从而使肝癌的整体治疗效果有了显著的改善,同时使医务人员对肝癌的认识与治疗观念发生了巨大的改变,因此,笔者认为有将其单独列出章节介绍的必要性。

一、小肝癌的诊断

(一)临床与病理

20世纪70年代,国际上小肝癌的诊断标准在临床上为≤5cm的肝癌,1979年我国肝癌病理协作组制订的标准:单个结节最大直径≤3cm,或2个癌灶最大直径总和≤3cm,3个以上癌灶不被视为小肝癌;1983年日本肝癌协作组定为≤2cm者为小肝癌;1994年第10届国际消化会议制定小肝癌标准为≤2cm。小肝癌具有以下的组织病理学特点:常为单发,以膨胀性生长为主,常有包膜,以DNA二倍体为主,肿瘤生长相对缓慢,少有瘤栓、浸润和转移。小肝癌最显著的特性是由分化较好的肿瘤细胞组成,随着体积增大,出现不同分化的细胞,通常分化较差的细胞被分化较好的细胞所包围,而且分化好的细胞逐渐被分化差的细胞所取代。因此早发现、早确诊、早治疗,对改善预后具有重要意义。

小肝癌患者多数无明显的临床症状和体征,常在健康体检或乙肝患者定期随访时发现。其手术切除率和术后5年生存率明显高于直径>3cm的肝癌患者。但仍有约10%的小肝癌出现异倍体DNA含量,并表现为浸润性生长,突破包膜,形成卫星结节与瘤栓等与大肝癌相同的恶性生物学行为。

(二)超声诊断

(1)小肝癌多表现为圆形或近圆形低回声结节,内回声均匀,较少呈等回声、稍高回声或高低混合回声。有出血坏死时,内部可出现小的稍高回声团(图5-1和图5-2)。

(2)边界清晰,常伴周围声晕,病理基础是肿块对周围组织压迫形成的假包膜(图5-3)。

(3)小肝癌可有肝动脉和门静脉双重供血,彩色多普勒显示病灶内短线状或树枝状血流信号(图5-4),脉冲多普勒可测及动脉型和(或)静脉型血流频谱。

(4)超声造影表现,小肝癌80%~90%的血供来自肝动脉,门静脉参与供血,而成为双重供血系统,并经常有动静脉瘘形成,而周围肝实质80%由门静脉供血。因此超声造影典型表现为造影剂"快进快退",即于早期动脉相即见快速增强,回声明显高于周围肝实质,呈"快进"表现,在动脉相或门静脉相内即开始消退,而正常肝实质出现强化,肿瘤内回声强度明显低于周围肝组织,呈"快退"表现(图5-5)。

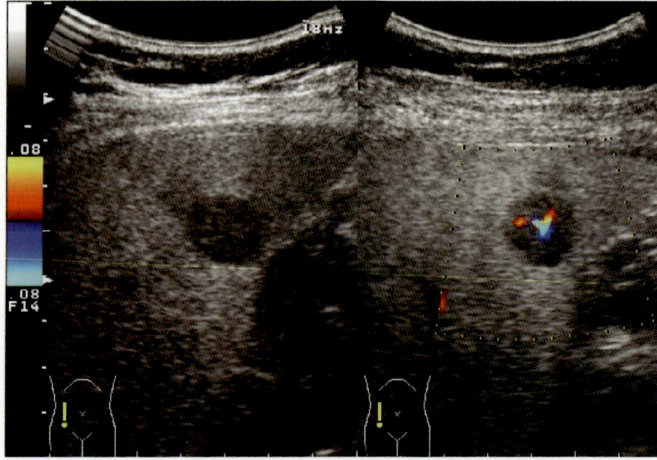

图 5-1 右肝前叶小肝癌

右肝前叶见低回声结节,类圆形,内部回声尚均匀

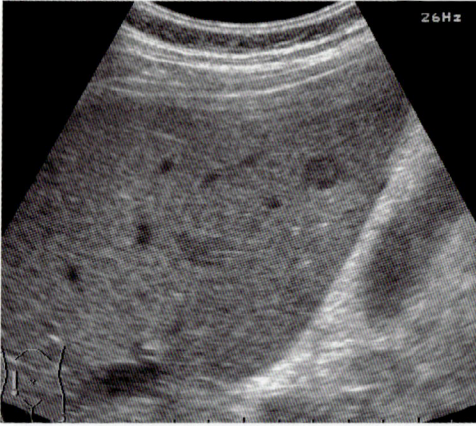

图 5-2 右肝前叶小肝癌

右肝前叶小肝癌呈圆形,边界清晰

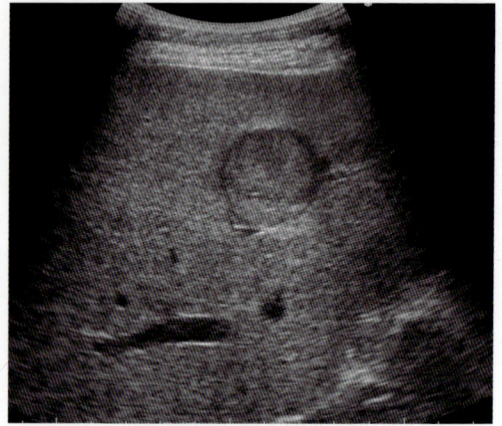

图 5-3 左肝内叶小肝癌

左肝内叶见稍低回声结节,界清,可见低回声晕环

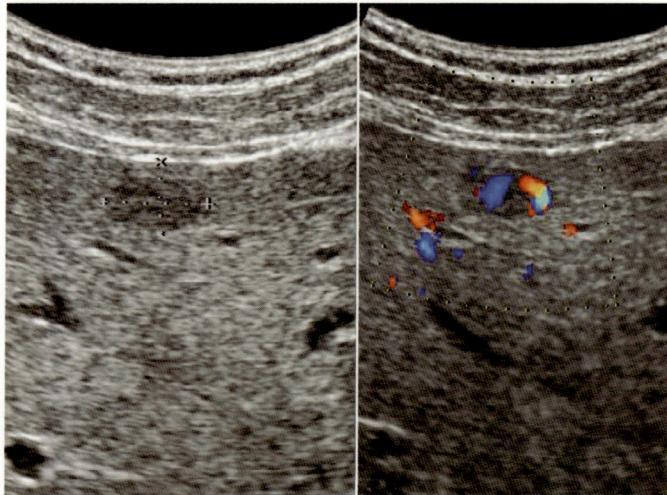

图 5-4 左肝小肝癌

左肝包膜下见一低回声结节,内见短杆状血流信号

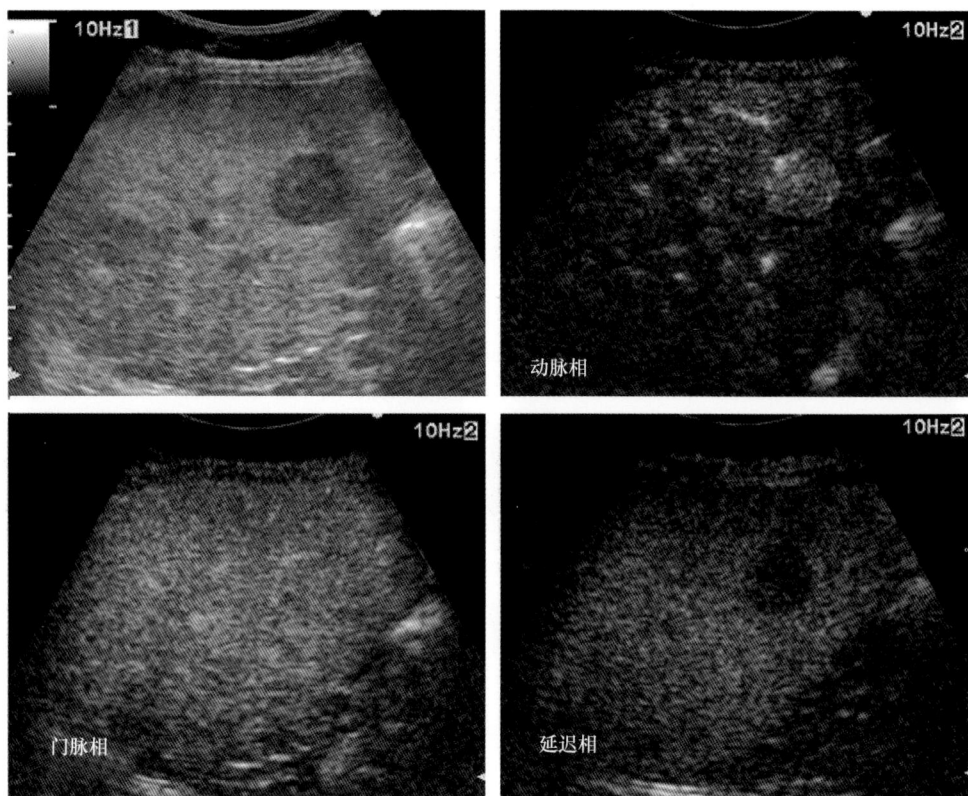

图 5-5　右肝小肝癌造影图

超声造影显示小肝癌呈"快进快退"表现

（5）邻近血管、胆囊等可见压迫移位、变形征象。偶见门静脉内瘤栓、肝门部及腹膜后淋巴结转移征象（图 5-6）。

（6）要注意特殊部位小肝癌的超声诊断：如肝膈面、肝包膜下、左肝外叶和右肝后叶下段的小肝癌比较容易遗漏（图 5-7和图 5-8）。因此，应注意以下几点：①令患者平稳呼吸而声束方向固定，使肝在探头下方往返移动，通过动态观察更易发现小病灶；②令患者短暂屏气后侧动探头，观察病灶与正常组织的关系；③从多方向、多切面证实病灶的存在；④通过增强对比度、开启谐波等方法突出病灶回声；⑤注意沿左右肋缘下声束斜向上方扫查。

（7）超声联合甲胎蛋白（AFP）的诊断价值：血清 AFP 一直是检测肝细胞癌的最有效的肿瘤标志物。由于小肝癌的超声表

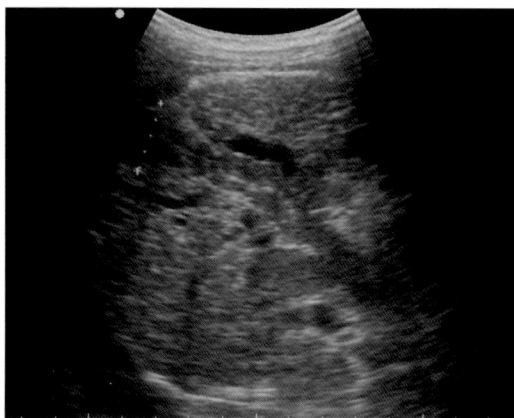

图 5-6　右肝小肝癌胆管内转移癌栓

右肝包膜下见一低回声小结节（游标卡尺所示），与其相连的胆管内见实体充填

现大多为低回声结节,单纯依靠声像图有时与其他性质的小病灶难以区分。超声联合 AFP 检测可显著提高诊断率。对于肝内小结节伴高浓度 AFP(≥400ng/ml)患者的诊断并不困难。但是,肝癌早期患者往往表现为 AFP 低度升高,其特点为短期(1~4 周)连续随访 AFP 呈持续递增,即便是缓慢微量递增(每次递增值小至 5ng/ml),也高度提示小肝癌的发生,必要时应行超声引导穿刺活检,以尽早确诊。

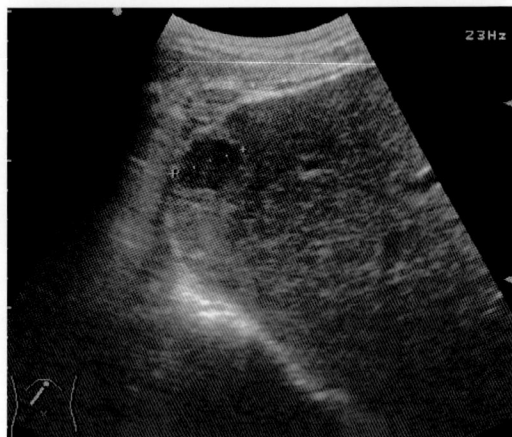

图 5-7　右肝膈面包膜下小肝癌
右肝膈面包膜下低回声小结节,界清

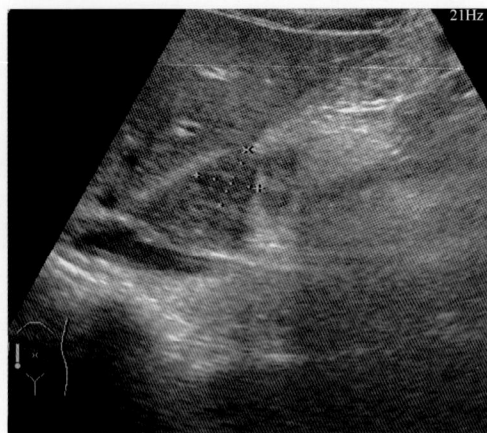

图 5-8　肝尾叶小肝癌
肝尾叶见一低回声小结节

(三) 鉴别诊断

1. 与肝硬化再生结节鉴别

小肝癌多呈低回声结节,部分结节内部回声不均,周围有声晕,病灶边缘或内部可测及动脉型血流信号。肝硬化再生结节常数目较多,在肝内弥漫分布,内回声均匀。此外,短期内复查,动态观察有助于两者的鉴别诊断,还可行超声引导下穿刺活检,以明确诊断。

2. 与小血管瘤鉴别

小肝癌多为均匀的低回声结节,界清,有声晕,后方回声可轻度增强,多普勒检测到动脉型血流信号。小血管瘤多为高回声,内呈网格样改变,界清,边缘见回声增强带,后方回声增强明显,多数无血流显示,少数有斑点状血流,较少检测出动脉型血流信号。

3. 局灶性结节样增生

局灶性结节样增生可见中央高回声的纤维瘢痕向外周呈放射状延伸,多普勒有时可观察到特征性的放射状血流信号。鉴别有困难时,可行超声引导下穿刺活检,局灶性结节样增生由正常肝细胞、胆管细胞和炎症细胞组成。超声造影典型表现呈离心性增强。

4. 小肝腺瘤

多见于育龄女性,多有口服避孕药病史。超声表现为均匀低回声或稍高回声,界清,周边可见稍高回声环绕。内多无血流信号显示。超声造影典型表现为向心性的增强。

二、小肝癌的治疗

目前小肝癌的治疗仍以根治性手术切除为首选,其他非手术治疗方法包括经皮无水乙醇注射治疗法、经皮乙酸注射治疗法等。

1. 手术切除

由于肝癌高危人群普查工作的开展,特别是随着影像技术与实验室检验技术的进步,越来越多的小肝癌患者得以早期发现。对于多数小肝癌来说,手术切除是实现治愈的主要手段,切除的预后与切除时的大小有关。因此,对小肝癌病灶大小的准确评估至关重要。小肝癌的切除范围应根据肝癌病灶的大小、位置、浸润范围、肝硬化程度和肝功能等综合考虑,既要尽可能做到根治性手术,减少术后复发,又要避免过度切除肝组织而造成术后肝性脑病等并发症,多采用局部切除或肝段切除,切缘距肿瘤包膜2cm。由于部分小肝癌早期可侵犯门静脉形成门静脉癌栓,而癌栓有可能脱落播散至该门静脉分支所灌注的区域,因此根治性手术切除应包括癌栓尖端的远侧的各门静脉分支。小肝癌手术中的一个关键点在于肝癌病灶的定位。由于患者常合并肝硬化,导致肝质地较硬,部分患者肝癌病灶深在,导致手术中难以触及小肝癌病灶。术中超声的应用有效地解决了这一问题,其不仅可检出直径小于1.0cm的小肝癌结节,还可明确肝癌病灶与周边血管的关系,甚至可发现门静脉癌栓,有利于病灶的彻底切除。

2. 非手术治疗

一直以来,手术切除曾是小肝癌治疗的首选,而近年随着微创治疗观念及技术的不断进步,手术治疗小肝癌的比重不断下降,以经皮无水乙醇瘤内注射、射频消融、微波固化、激光治疗等为首的各种微创治疗方法及其组合层出不穷。

(1)经皮无水乙醇注射治疗小肝癌:即在超声引导下,经皮经肝向肝癌病灶注入无水乙醇,是一种较安全可靠的技术手段,目前在国内外已广泛应用,主要适用于直径小于5cm、无肝外转移的患者,特别是对小于3cm的小肝癌更是可以达到根治的效果,可与手术切除相媲美,已成为因各种原因不适宜手术或术后复发不能再切除病例的重要治疗方法。

(2)经皮乙酸注射治疗小肝癌:由于乙酸有很强的溶脂作用,经皮乙酸注射治疗肝癌其治疗机制是利用乙酸使癌组织脱水和蛋白质凝固变性坏死,从而达到治疗目的,主要适用于单发或者多发(原则上建议病灶数目不超过3个)的小肝癌患者。一般认为乙酸较易透过肝癌多次治疗后的纤维隔,易在肝癌病灶内弥散,其疗效与无水乙醇的治疗效果相似,其随访判断疗效指标与PEI介入治疗肝癌一样,可采用影像学检查如增强CT或超声造影等,及生化检查如AFP等,不良反应参考全国化学消融指南。

(3)射频消融(RFA)治疗小肝癌:在超声或CT引导下,将穿刺针固定于癌灶内,利用特殊装置使高频电磁波在极短的时间内在肿瘤组织局部产生高温,直接引起肝癌组织的热凝固性坏死。RFA操作简便,不受瘤内纤维分隔限制,可一次性彻底毁损肝癌组织,达到原位灭活和局部根治肝癌的目的。大量的动物实验及临床实践都已证明射频治疗肝癌的方法安全有效,对于小肝癌可达到与手术切除相媲美的治疗效果,尽管目前由于肝癌的背景、组织类型及操作医生的治疗经验不同,治疗效果的报道各有不同,但却是现阶段治疗小肝癌的一种有效方法。

（4）微波治疗小肝癌：超声引导微波治疗可使肝癌组织发生凝固性坏死，而周围组织极少或不受损伤，达到"烧死"肿瘤细胞的目的，具有较好的止血作用，并能最大限度地保留正常肝组织，创伤小，对患者全身影响小，对于多数小肝癌患者，微波消融治疗能达到很好的效果，也减轻了患者的痛苦和费用，易于被患者接受。

（5）冷冻治疗小肝癌：冷冻疗法是利用低温作用于病变组织，组织快速冷冻，温度降到0℃以下，细胞内、外的组织液形成冰晶，使细胞结构被破坏，继而细胞脱水、蛋白变性，组织发生缺血性梗死，最后可控性地破坏组织，使之坏死以达到治疗目的。据文献报道，冷冻治疗小肝癌是一种安全有效的局部治疗方法，可达到根治目的，和与手术切除相媲美的效果。

3. 肝移植治疗小肝癌

对于小肝癌患者施行肝移植近年来逐渐增多，究其原因，主要是目前很多研究表明肝癌是多中心性的，切除后复发率高，特别是伴有肝硬化的肝癌，根治性切除可能会引起肝衰竭，但我国目前因各种因素，如经济、肝源等尚不适宜将肝移植作为小肝癌的主要治疗手段。

（何以牧　林学英　林振湖　薛恩生）

第六章　超声介导注射无水乙醇量化治疗肝癌

一、量化治疗概念的提出

原发性肝细胞癌(HCC)是常见的肝恶性肿瘤,其病情凶险,有"癌中之王"之称。我国是原发性肝细胞癌高发区之一,据卫计委统计,自 20 世纪 90 年代以来,原发性肝细胞癌已上升为我国第二位癌症杀手。尽管手术切除仍被认为是首选的治疗方法,但据统计仅 5% ~ 20% 的患者具有手术适应证,而且其 5 年复发率高达 90% 以上。近年来临床上逐步开展了各种非手术治疗方法,如超声介导肿瘤内注射药物行化学消融方法,射频、微波治疗等物理消融方法,均取得了可喜的疗效。特别是 1983 年日本学者首先应用超声介导无水乙醇治疗小肝癌取得成功后,此方法已在全世界广泛应用,成为临床上重要的肝癌治疗方法。但注射剂量、注射次数及每次注射的间隔时间尚缺乏科学的研究。目前国内外常采用以下几种方式:①按 $V = 4/3\pi(r+0.5)^3$(式中 V 为注射乙醇总剂量,r 为病灶半径)公式计算注射乙醇总量;②注射量(ml) = 肿瘤直径(cm);③注射量(ml) = 肿瘤直径(cm)+1(当肿瘤直径≤5cm 时);④注射量(ml) = 肿瘤直径(cm)+2(当肿瘤直径>5cm 时),不论采用以上何种公式计算乙醇注射量,均每周注射一次;⑤无水乙醇多点注射,每次注射 1 ~ 20ml,每周 1 ~ 2 次。由于以上公式多为经验公式,缺乏科学的计算和实验研究,往往达不到量化治疗的目的,因此疗效常不尽如人意,由于各家所采用的注射剂量与间隔时间及注射次数不同,因此所报告的疗效与复发率差异甚大,甚至将由于治疗不到位而引起的肿瘤复发认为是乙醇治疗引起癌细胞残留的不良后果。为此,要使超声引导下瘤内注射无水乙醇治疗肝癌达到最佳的效果,就必须达到足量注射、合理间隔和足够注射次数这几项指标,同时又能使乙醇对肝脏的损害减少到最小,这就是超声引导注射无水乙醇治疗肝癌量化治疗的概念。

二、量化治疗无水乙醇注射时间间隔与注射量

实验与临床研究发现,原发性肝细胞癌具有假包膜,其周围存在微小卫星癌灶,因此在行无水乙醇注射治疗时,如果肿瘤直径<5cm,则超声实时观察到乙醇注射后出现的高回声弥散范围应超过癌结节直径 1 ~ 2cm;如肿瘤直径>5cm,则应根据患者的耐受程度行肿瘤内多点注射,尽量使乙醇弥散范围覆盖瘤体,此为足量的概念。实验研究证实,在注射乙醇治疗的过程中,如治疗间隔时间过长,则癌结节内出现纤维隔增多的病理生物学特性,此将影响后续的注射效果,造成癌细胞的残留和肿瘤的复发,因此无水乙醇注射治疗肝癌应采取短间隔治疗法,即注射间隔时间以 2 ~ 3 日为宜。采用此方法,可从空间和时间上达到肝癌无水酒精量化治疗的目的(图 6-1)。

在超声介入治疗肝癌的过程中,每次究竟需注射多少剂量的无水乙醇方能达到空间量化治疗的目的?福建医科大学附属协和医院林礼务等在对 168 个肝癌结节进行无水乙醇注射治疗时,采用超声实时观察乙醇弥散的范围,对于肿瘤结节最大直径<5cm 者,掌握乙醇注

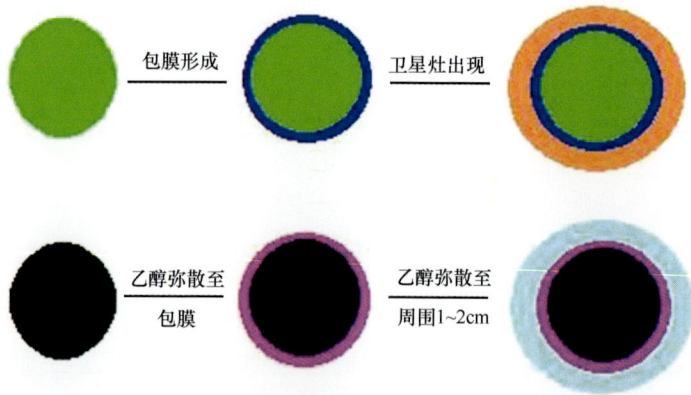

图 6-1 无水乙醇量化治疗范围示意图

射量为弥散区超过瘤体最大直径 1~2cm,对于肿瘤结节最大直径>5cm 者,根据患者的耐受情况行多点注射尽量使乙醇弥散整个瘤体,然后对研究数据进行统计分析,首先对乙醇注射量与其弥散范围最大径行相关分析,得知两者具正相关性,据此计算出肿瘤结节最大直径与乙醇注射量的回归方程:$Y=2.885X$(当肿瘤直径≤5cm 时)

$$Y=1.805X(当肿瘤直径>5cm 时)$$

式中,X 为肿瘤最大直径(cm),Y 为每次注射乙醇量(ml)。

治疗时采用以上公式计算每次乙醇注射量,并行短间隔(2~3 日)注射消融治疗,治疗 2~3次后复查甲胎蛋白,根据患者甲胎蛋白检测结果与声像图变化,必要时行超声造影检查,以判断疗效,并根据肝功能检查情况,决定患者治疗次数。

三、量化治疗的适应证、禁忌证

PEI 治疗原发性肝癌的适应证取决于肝癌病灶体积大小、数目、门静脉有无癌栓及肝功能等级、凝血功能等相关因素。目前 PEI 治疗原发性肝癌公认的适应证:①直径小于 3cm 的小肝癌;②癌结节数目少于 4 个;③无大量腹腔积液等全身恶病质征象;④凝血功能正常;⑤无肝外转移情况。需指出,弥漫散在的肝癌病灶并不适合 PEI 介入治疗,但对于多发性小结节型肝癌仍可行 PEI 术(病灶数目在 5、6 个以内,病灶直径在 1~3cm);其次,如癌肿病灶超过 3cm,笔者建议数目可选择多达 2、3 个,根据患者耐受情况而定;另外,癌肿病灶的位置常不是受限因素,绝大多数肝尾状叶、肝包膜下或邻近肝内管道的肝癌都可安全有效地通过 PEI 介入治疗;此外,肝恶性肿瘤病灶的病理类型亦不是 PEI 介入治疗的受限因素,PEI 不仅可用于原发性肝细胞性肝癌,亦可用于肝淋巴瘤、周围型胆管癌等治疗。值得一提的是,对于部分肝癌伴有轻度肝功能不全、心肾功能不全不能耐受手术的患者亦可进行个体化 PEI 介入治疗,但治疗过程需密切监视患者全身状况。

由于 HCC 具有早期就容易侵犯门静脉和多源性起源的生物学特性导致术后复发率高。如何治疗复发性肝癌成为临床重要研究课题,除了选择再次手术等治疗方案,超声引导下化学消融治疗无疑是其中一种重要的非手术治疗手段,由于超声引导下注射无水乙醇消融治疗肝癌具有操作技术简便、疗效可靠、毒性作用小、价廉等优点,因此已在临床上广泛应用,可作为复发性肝癌的根治性治疗的重要方法。其适应证包括：①直径小于 3cm 的小肝癌；②癌结节数目少于 3 个；③无大量腹腔积液；④凝血功能正常。由于复发性肝癌自身的一些特殊因素，在病患的选择上有其自身的特点。首先，PEI 介入治疗复发性肝癌比原发性肝癌的适用范围更窄，少数复发性肝癌并不适合 PEI 介入治疗，究其原因是复发性肝癌患者发现肝内病灶时已经全身广泛播散，不再适合治疗；其次，复发性肝癌的好发部位常位于肝表面或肝包膜下，由于位置特殊，常无安全引导穿刺路径（如右肝膈面，为超声检查难区），而且肝包膜富含神经，PEI 治疗会引起剧痛，造成一定的困难。

转移性肝癌患者常常经历了 1 次或多次手术，甚至部分患者首次就诊时便发现除了原发病灶（如结直肠癌）外已经出现肝脏转移，此类患者绝大部分失去了再次手术的机会，因此，非手术治疗方法的选择显得至关重要。对于原发病灶手术后肝脏转移患者采用 PEI 介入治疗或手术切除原发病灶同时结合 PEI 介入治疗转移的肝癌病灶不失为 1 种可行的整体治疗方案。PEI 介入治疗转移性肝癌其适应证明显较原发性肝癌受限，究其原因是多数转移性肝癌病灶发现时患者已经全身广泛播散失去治疗机会，而 PEI 治疗是建立在原发病灶可以治愈且肝癌病灶体积大小、数目符合 PEI 治疗适应证，门静脉无癌栓，肝功能等级，凝血功能均基本正常，且除了原发病灶及肝内转移病灶外尚未发现其他器官转移病灶的基础之上的。具体概括为：①原发病灶可以行手术切除予以根治性治疗；②直径小于 3cm 的转移性小肝癌、癌结节数目少于 3 个或单发癌肿病灶直径在 5cm 以内，门静脉未受侵犯；③无大量腹腔积液等全身恶病质，对治疗耐受性较好；④凝血功能正常；⑤除原发病灶外，无肝外转移情况。特殊类型的肝转移肿瘤如淋巴瘤肝转移无须行 PEI 介入治疗。

门静脉癌栓（portal vein tumor thrombus，PVTT）是原发性肝癌恶性生物学行为的特殊表现，是肝癌晚期表现的一个主要特征，与肝癌的转移、术后复发密切相关，是影响肝癌预后的几个重要因素之一。患者一旦出现 PVTT，短期内就会引起门静脉高压、肝衰竭、腹腔积液，最终导致死亡。超声引导下经皮肝、门静脉穿刺注射无水乙醇治疗门静脉癌栓可提高肝癌的疗效，延长患者生命，部分患者可达治愈的效果。理论上位于门静脉除主干外的任何部位癌栓均可行 PEI 治疗。对于小肝癌（≤3cm）和（或）合并门静脉小分支的癌栓，PEI 治疗效果与手术切除相近，其适应证应包括：①其基础病肝癌应能行 PEI 介入治疗，此为治疗的关键；②肝癌术后复发或术后出现门静脉癌栓，不宜再次手术或患者拒绝手术；③癌栓位于门静脉分支内；④合并心、肺、脑、肾等疾病或因高龄（>70 岁）不能耐受手术等其他治疗方案；⑤作为整体治疗方法之一，结合手术、TACE、射频、放疗等以提高疗效。

原发性肝癌（或合并门静脉癌栓）有下述情况不应行 PEI 治疗：①巨大肝癌或弥漫性肝癌或合并广泛性门静脉癌栓；②合并凝血功能障碍性疾病，有明显出血倾向如血小板计数每毫升<5 万；③出现肝外转移且无法切除根治；④严重乙醇过敏者；⑤严重肝功能不全，全身情况差已出现恶病质，如重度黄疸或大量腹腔积液者，不能耐受 PEI 治疗；⑥无合适的穿刺路径。

四、术 前 准 备

PEI 介入治疗原发性肝癌术前准备包括以下几项。

1. 医务工作人员及相关人员的准备

为了保证 PEI 介入量化治疗肝癌过程能顺利进行，需配备与治疗过程相关的医务人员，成立相应的医护组,各人员职责明确、各司其职,保障治疗有条不紊、尽可能完美地完成。每个治疗医护组成员应包括 1 名主责医生、1 名第一助手医生、1~3 名第二助手医生及 1 名有临床经验的护士。相关人员主要为患者的家属或亲属或授权人。

(1)主责医生:是实施整个治疗方案的总负责人,负责组织术前病例分析、病例讨论、制订治疗方案,在治疗过程中负责穿刺治疗,负责治疗后患者如有并发症等的相关处理。

(2)第一助手医生:能否顺利完成其职责是治疗的关键,应由具有超声诊断及引导介入治疗经验的较高年资医生担任,其职责是参加术前讨论、全面了解患者情况,负责术前患者谈话,在治疗过程中负责定位引导穿刺、全面观察肿瘤病灶以确认是否达到量化治疗标准。

(3)第二助手医生:可由低年资医生或研究生或进修生担任,负责术前收集患者 AFP、病例等相关资料,记录治疗过程(如记录病灶位置、大小、注射无水乙醇的量等),操作过程中做医患的交流纽带(即操作过程中如需与患者家属交流患者病情与治疗情况等由其执行),术后向家属交代治疗情况、下次何时再次治疗及需做哪些相关检查等注意事项,并负责治疗后随访工作。由于随访工作量大,建议第二助手医生人数可适当增加,以保证术后随访及时顺利进行。

(4)护士:是治疗过程中不可缺少的人员之一,主要负责术前治疗器械的准备(如穿刺包、抢救药品、口罩及帽子等),治疗过程中必要的输液工作,协助完成治疗后患者并发症的处理,如输液、打止痛针等,还应负责消毒治疗室和治疗器械。

(5)相关人员:为了保障治疗过程顺利进行,治疗时还应有与患者相关的人员参与,相关人员可为患者的家属或亲属或授权人,其职责是参与术前谈话,全面了解 PEI 的疗效和治疗中可能出现的风险,负责术后患者的护理。相关人员是改变治疗方案时的协商人和负责术后注意事项的聆听者。

2. 治疗前患者的准备

PEI 介入量化治疗肝癌的成功离不开患者的积极配合,让患者以最佳状态接受治疗是必要的,因此在治疗前医生应指导患者做好充分的准备工作。

医生的指导包括:①询问患者既往病史如有无高血压、心脏病史等,以及有无无水乙醇过敏史,对于伴有慢性病如高血压、糖尿病等患者,建议其到专科接受正规治疗,高血压患者血压应控制在平稳状态,一般建议收缩压在 160mmHg 以下,糖尿病患者血糖应控制在 8.0mmol/L 以下,近期有心肌梗死患者需等心肌功能改善后再行治疗;②介绍 PEI 介入治疗肝癌的原理及操作过程,充分解释术中与术后可能会出现的不良反应及注意事项,签署治疗同意书及授权同意书,鼓励患者克服恐惧心理,增强患者信心,让其积极配合治疗;③根据实际情况进行相关检查,包括血常规、凝血功能及 AFP 检查,结合相关影像学检查(既往超声报告、CT 等检查资料),术前行彩色多普勒超声检查,必要时行超声造影检查,以便于治疗前对患者情况进行评估,事先预计治疗中可能遇到的困难,并进一步确定患者是否适合 PEI 介入治疗,详细了解每次治疗前病灶基本情况以便制订治疗方案,有利于治疗过程中及治疗后评价肝癌的治疗疗效;④尽可能对病灶进行超声引导下穿刺活检以获得明确的病理诊断,其主要目的是避免治疗前误诊从而导致误治,亦有利于以后的疗效评价与相关资料的积累;⑤嘱咐患者治疗前 1 日流质饮食,以减少超声引导时肠道气体的干扰。

3. 治疗室及相关物品的准备

PEI 介入治疗离不开一个理想的治疗场所,治疗室应干净整洁,配备紫外线消毒灯保障每日治疗后消毒,治疗期间无关人员未经允许不得进入,医务人员进治疗室前都应穿治疗服、戴口罩、帽子。另外,治疗室内应有相关治疗物品如穿刺包(内含穿刺针,一般为22G,也可用多孔针以及消毒液等)、治疗车、无水乙醇、胶布及麻醉药品(一般为利多卡因)等。此外,超声介入室还应备有抗过敏、抗休克等应急抢救药物与设施。

4. 术前谈话,与患者签署知情同意书

PEI介入量化治疗肝癌操作前应取得家属的充分理解和同意,签署知情同意书及委托书后方可进行治疗,此目的是为了避免医疗纠纷,保证操作的顺利开展。治疗前与患者及家属谈话须充分沟通,详细介绍患者的病情,在此病情的基础上通过治疗能够达到什么样的治疗目标,治疗过程中及治疗后可能会出现哪些可能的风险及并发症,让患者完全了解治疗的全过程。谈话的内容建议包括以下内容:①介绍PEI介入治疗的基本原理,让患者充分明白什么是PEI量化治疗;②PEI介入治疗前,必须与患者及家属充分沟通,告知他们患者详细的病情及在此基础上通过治疗能够达到的目标;③告知患者治疗过程中可能出现的不适,以便使患者及时反映情况,积极配合治疗;④告知患者及家属治疗可能会产生的风险及并发症,如原有的慢性疾病加重、术后肿瘤坏死导致发热、剧痛等,使患者及家属知情、同意治疗并签署知情同意书及患者授权委托书。

五、PEI量化治疗前肝癌患者全身状况的调整及并发症的处理

由于患者的一般状况与PEI量化治疗的疗效密切相关,因此在治疗前应将患者的全身状况调整到最佳状态,从而保证治疗过程的顺利进行。治疗前应嘱咐患者多休息,给以高蛋白、低脂肪及富含维生素的食物,从而改善肝功能,对伴有低蛋白血症、血小板低的患者应根据具体情况输注新鲜血液或白蛋白、有出血倾向者应给予相应的措施予以纠正,伴有相关疾病如糖尿病、高血压应积极治疗。

肝癌患者由于癌肿本身,或因伴有门静脉高压,或PEI介入量化治疗均可引起一些比较常见的并发症,具体类型及处理简述如下。

1. 腹腔积液

由于肝癌常伴有肝硬化、慢性肝炎的背景,而且许多肝癌患者就诊时常为晚期,其肝功能差并且存在不同程度的低蛋白血症,常引起腹腔积液,特别是肝癌合并门静脉癌栓所产生的腹腔积液更是难以控制。对于此类患者进行PEI介入量化治疗,除了重视癌肿病灶本身的治疗外,还应处理腹腔积液。控制的措施主要包括:①限制水、钠的摄入,低盐饮食,每日水摄入限制在1000ml左右;②增加水、钠的排出,主要是使用利尿剂,按常规使用,宜多种交替使用,需强调的是治疗期间注意补钾,利尿不可过速、过强,特别是对肝功能差的更应缓慢,避免诱发肝性脑病或出血;③必要时可输注血浆、白蛋白甚至输血等以提高血浆胶体渗透压,通过利尿效果排出体内过多水分;④对于伴有大量腹腔积液的患者特别是已经影响呼吸情况时,可行超声引导下腹腔穿刺放水术;⑤对于难治性腹腔积液,必要时可注射化疗药物以减少腹腔积液形成。

2. 胸腔积液

胸腔积液的出现常是肝癌侵犯胸腔或靠近膈面的肝癌PEI介入治疗后的反应性改变,或肝

癌患者本身伴有低蛋白血症所导致,原则上少量胸腔积液无需特殊处理,如胸腔积液已影响患者呼吸,可于超声引导下行胸腔积液穿刺予以引流,必要时可注入药物如卡铂等使胸腔积液减少。

3. 疼痛

肝癌患者 PEI 介入量化治疗后可出现不同程度的疼痛,特别是晚期肝癌患者由于本身肿瘤体积大、生长迅速导致肝包膜紧张,可出现不同程度的肝区疼痛,疼痛的部位与肝癌病灶的部位密切相关,部分可放射至肩胛或腰背部。对于疼痛轻微的患者无需特别处理,必要时给予一般性止痛药,疼痛剧烈者可注射哌替啶止痛。

4. 发热

肝癌患者 PEI 介入量化治疗后常有低热,可能与癌肿病灶坏死后吸收有关,发热多为弛张热,使用抗生素无效,使用非特异性消炎镇痛药可退热,一般无需特殊处理,但由于部分患者可能出汗过多,需注意补充水分及盐分,确定合并感染时才给予抗生素治疗。

5. 继发性感染

肝癌患者由于机体抵抗力弱,容易合并感染,原则上可给予抗生素或抗病毒治疗,但需注意的是由于患者本身肝功能常较差,故应避免使用对肝肾有毒性作用的药物,必要时也可给予中医辨证论证配合治疗。

6. 上消化道出血

由于肝癌常合并肝硬化、门静脉高压,导致食管胃底静脉曲张,静脉破裂后导致上消化道大出血。超声检查发现静脉曲张时应嘱咐患者不应吃质地硬的食物,特别是吞咽骨头等,患者一旦出血,情况非常危急,应即刻建立静脉通道,输注新鲜血液,补充血容量,避免休克。另外,还应输注止血药如垂体加压素等尽快取得止血的效果。此外,还应及早行相关影像学检查,及时请肝胆外科医生会诊,如有手术指征,尽快手术治疗。

六、量化治疗操作步骤

PEI 介入治疗肝癌首先是超声定位,消毒,铺无菌巾,局麻。穿刺点的选择也就是穿刺路径的选择,原则是在安全、有效地穿刺条件下,尽可能选择短的穿刺路径。PEI 介入治疗其消毒范围视肿瘤大小及位置而定:小肝癌因为体积小,一般只需一个穿刺点,故消毒范围只需以穿刺点为中心,半径为 15cm 即可;对于体积大的肝癌,常需多点、多切面穿刺才能达到量化治疗,穿刺过程中常需选择最佳穿刺点,故病灶位于右侧,消毒范围为上平乳头、下达脐水平,右侧为右腋中线,左侧为前正中线;病灶位于左侧的大肝癌,其消毒范围右侧为右腋前线,左侧为左腋前线,上平乳头、下达脐水平。局麻药采用 1% 利多卡因 10ml,麻醉深度为从皮肤到肝被膜,特别是对于大肝癌及邻近肝表面的肝癌应多点麻醉。在超声引导下从探头端侧体表定位标记处将细针刺入肿瘤结节中轴的后部,缓慢注入无水乙醇并边注射边缓慢退针,注射过程中注意旋转穿刺针以使乙醇均匀弥散,如见药物进入血管,穿刺针应调整避开血管再行注入,注射完毕后插入针芯,将针芯拔至肿瘤边缘,停数秒,继续退针至距肝包膜 1.0~1.5cm 处,见无药物返溢后,穿刺针退至肝包膜外。所有患者于介入治疗后留察

30~40分钟,观察患者有无发热、疼痛与气促等不适。每次注射量按上述回归方程计算,每周注射 2~3 次。治疗≤5cm 的肿瘤结节 4~10 次为一疗程,并根据具体情况调整乙醇注射量使乙醇弥散超过肿瘤最大直径 1~2cm;>5cm 肿瘤结节以 10~20 次为一疗程,并行多点、多平面注射以达到逐渐量化的目的。

七、量化治疗超声引导的注意事项、原则、操作技巧

彩色多普勒超声引导穿刺容易受到患者呼吸、心跳(穿刺左外叶肝癌病灶时)等影响,降低了穿刺的准确性,因此精确的引导方法和娴熟的引导技巧在治疗中非常重要,这就需要超声医生了解肝介入性超声影响穿刺准确性的因素,掌握引导的原则及注意点。

1. 影响穿刺准确性的因素

(1) 超声仪器本身因素:超声切面所显示的图像是具有一定声厚度,声束所含的所有组织信息的叠加图像,受此影响,超声检查时容易产生"容积效应"伪像,导致在穿刺过程中声像图所显示的位置可能与实际的位置有误差,当穿刺针接近目标时,容易产生刺中的假象,特别是在血管穿刺时更容易产生,导致超声医生的错误判断,从而引起超声引导穿刺小病灶或管道时发生偏移,影响 PEI 介入治疗效果。目前高档超声仪器多采用了全程聚焦,改进了性能,提高了图像分辨率,穿刺的准确性也得到了较大程度的提高,因此,建议行 PEI 介入治疗肝癌时采用较高档的超声仪器进行操作。

(2) 患者呼吸运动所造成的影响:患者呼吸幅度较大时会产生穿刺针与穿刺器官的相对移位,因此,在 PEI 介入治疗穿刺过程中应禁止患者做大幅度的呼吸,在穿刺针行进至肝癌目标病灶前的过程中要求患者平静呼吸,在穿刺进肝癌目标病灶时应屏住呼吸,在患者暂停呼吸的瞬间迅速进针至肿瘤内完成穿刺过程。为了能取得患者更好的配合,术前应训练患者如何控制呼吸。

(3) 穿刺过程中所经过的组织软硬度:PEI 介入治疗过程中穿刺针需经过腹壁、腹膜、肝组织及病灶组织,如果所经过的组织过硬,可引起穿刺路径改变甚至穿刺针弯曲而发生穿刺偏移,此时采用较粗、锋利的穿刺针(建议采用 19G 或 20G 针),掌握娴熟的穿刺操作技巧可减少这一影响。

2. PEI 介入治疗肝癌超声引导穿刺原则

(1) 穿刺应选择自体表到肝癌病灶的最短途径。

(2) 穿刺应经过一定厚度(建议 1cm 以上)的肝组织才能进入肝癌病灶,尤其是肝包膜下肝癌,以防止无水乙醇漏出。

(3) 穿刺路径能够避开血管、相邻脏器和穿刺障碍物如肋骨或气体等。

(4) 特殊部分的肝癌病灶如近膈顶部位、左外叶上段、右肝后叶下段等需改变体位、多方面扫查、监视肺底及胸膜腔呼吸移动范围,让患者采用穿刺过程中所需要的呼吸状态,借此才能更好地提高穿刺的准确性。

3. PEI 介入治疗肝癌穿刺技巧

超声引导穿刺是 PEI 治疗成功与否的关键步骤,目前采用的多为徒手技术,重视正确选择穿

刺途径及操作技巧,调控患者呼吸状态,才能更好地提高穿刺的准确性与安全性。穿刺点的定位及患者体位的选择,其实也就是穿刺路径的选择,这是超声引导穿刺至关重要之处。穿刺点的定位原则上应选择最短的路径,但有时应结合超声监视声窗而定,比如近膈顶部位的肝癌病灶,有时因需要可采用右肋弓下斜切引导。患者应根据穿刺路径选择合适的体位,比如肝癌病灶位于右后叶或肝右叶较深的位置,应通过右前斜位或左侧卧位寻找最佳的穿刺路径。值得一提的是,用手按压体表,估计进针路径,对穿刺点的定位极有价值,可验证进针位置是否正确。清晰的超声引导监视声窗是超声引导穿刺操作成功的关键,引导穿刺时必须保持整支穿刺针均在扫查平面内,而不可仅探及部分针杆,避免由于穿刺针与扫查平面存在一定的夹角而产生对针尖位置产生错误的判断,将针杆的断面误认为针尖,导致在穿刺针推进的过程出现中"针尖"不移动的假象,造成深部脏器的损伤。当穿刺针的方向与声束产生夹角,针尖位置显像不清晰时,应在刺入一定深度后停止进针,再仔细观察,调整角度清晰显示整支针杆后再进针,切忌盲目进针。如若针尖偏移,难以显示,可通过以下办法调整:①轻轻上下提插穿刺针,侧动探头寻找针尖,若偏移角度不大,微调后继续进针;②若偏移幅度大,则应将穿刺针退出到皮下,在超声引导下重新调整方向,再行穿刺。另外,由于超声声束具有一定厚度,容易产生"容积效应"而造成伪像导致穿刺偏移目标,为避免此影响,应将穿刺引导线定位在经过肝癌病灶的中心区域,在靶目标显像最清晰的状态下实施穿刺,在引导过程中如发现穿刺针偏离理想穿刺线,应小幅度侧动探头,向左右(或上下)扫查,根据实际情况建议穿刺者微调从而让穿刺路径回到目标靶心位置上来,从而提高穿刺命中率,特别是对于深部的小肝癌病灶尤为重要。此外,由于患者呼吸状态可影响穿刺,因此,在穿刺过程中患者应平静呼吸,在进针肝癌病灶时患者多采用屏气状态,特别是近膈顶部位的肝癌病灶穿刺更是应采用呼气屏气状态,以防止穿刺损伤胸肺组织。

八、复发性肝癌的超声介入无水乙醇量化治疗

原发性肝癌(HCC)患者手术切除后5年复发率高达72.9%~82%。因此,对于复发性肝癌的治疗成为临床治疗HCC的关键之一,也是提高肝癌整体治疗不可缺少的部分。自20世纪90年代初,诸多学者开始了对复发性肝癌的积极治疗,认为再次手术是复发性肝癌的首选治疗方法,然而复发性肝癌由于多数曾经过反复化疗和TACE等治疗使肝组织水肿,肝周纤维化,粘连紧密,肝周侧支循环增多,手术切除的难度较大,使术后并发症的发生率和病死率增加;复发性肝癌患者肝功能损害更为严重,一般难以承受广泛肝切除,成为再次手术的最大障碍。据文献报道适合再手术的病例仅占复发性肝癌的13.8%。因此,有效的非手术治疗成为延长患者生命、提高患者生存质量的关键。超声引导经皮穿刺瘤内注射无水乙醇(PEI)具有微创、安全、经济、可反复使用、疗效确切和对肝功能影响较小等优点,尤其值得提出的是在对肿瘤结节治疗的同时,可采用门静脉穿刺注射乙醇对门静脉分支内瘤栓进行治疗。因此PEI对不宜手术切除的复发性肝癌是最佳的非手术治疗方法之一,尤其适用于肝硬化严重、病灶深藏或多个病灶的复发性肝癌。姜小清等报道109例平均直径4.6cm(0.7~15.2cm)的复发病例采用PEI治疗,1年、3年和5年生存率分别为85.9%、44.0%和19.0%。林礼务等根据复发性肝癌与原发性肝癌一样存在假包膜与周围微小卫星癌灶病理生长的空间与时间的生物学特点,提出了超声介入无水乙醇量化治疗复发性肝癌的概念,并对213例复发性肝癌进行超声介入无水乙醇量化治疗。其疗效叙述如下几点:

（1）超声引导无水乙醇量化注射治疗 213 例复发性肝癌,总计 303 个肿瘤结节,2~8 周后行超声与 CT 或 MR 等检查,结果显示肿瘤直径有不同程度缩小,其平均直径从 3.5cm 降为 2.7cm。超声显示注射乙醇后肿瘤结节普遍回声增强或呈高回声斑块样改变或周边回声增强占 64.0%（194/303）（图 6-2）。169 例 253 个结节行彩色多普勒与三维彩色超声检查显示原结节内血流信号消失达 96.8%（245/253）（图 6-3）。其中 8.9%（27/303）肿瘤结节随时间推移逐渐模糊或消失。21 例于量化治疗前双实时模式超声造影检查肿瘤结节大部分呈"快进快出"的特点,1 个疗程结束后造影检查肿瘤结节未见增强（图 6-4 和图 6-5B）,此 21 例至随访结束均未见复发。CT 与 MR 检查未见明显肿瘤残留与复发征象。

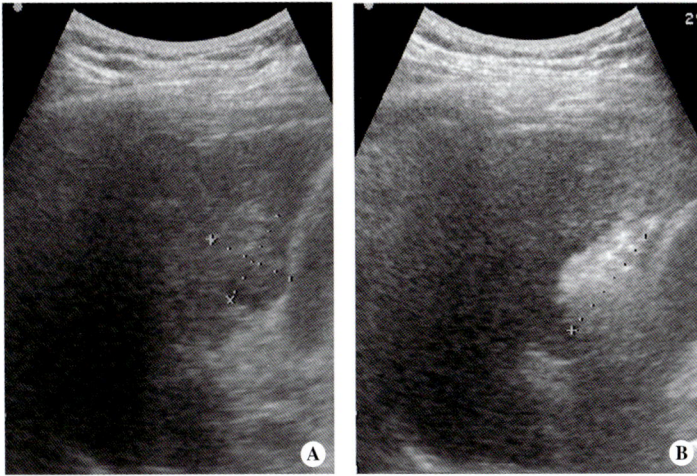

图 6-2　注射乙醇前后超声检查结果

A. 右肝前叶复发性肝癌,大小约 2.5cm×2.5cm;B. 注射乙醇后肿瘤结节普遍回声增强,且乙醇弥散范围超过瘤体最大直径约 0.6cm

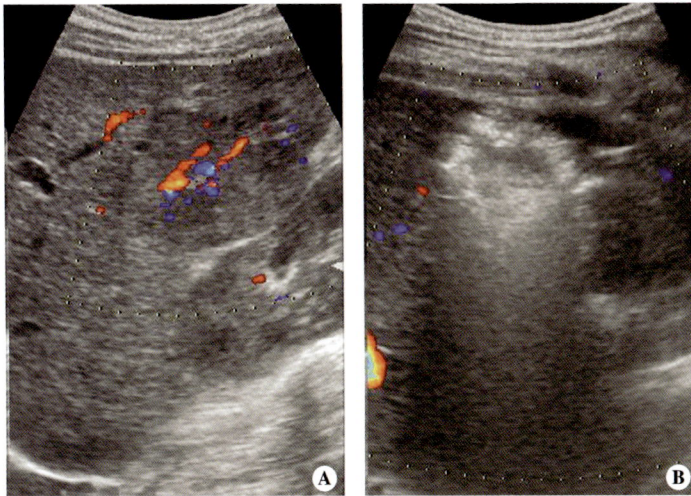

图 6-3　检查血流信号

A. 右肝后叶复发性肝癌,低回声团块内见丰富的搏动性动脉血流信号;B. 经 PEI 量化治疗 1 个疗程后,肿瘤内部回声增强,未见血流信号

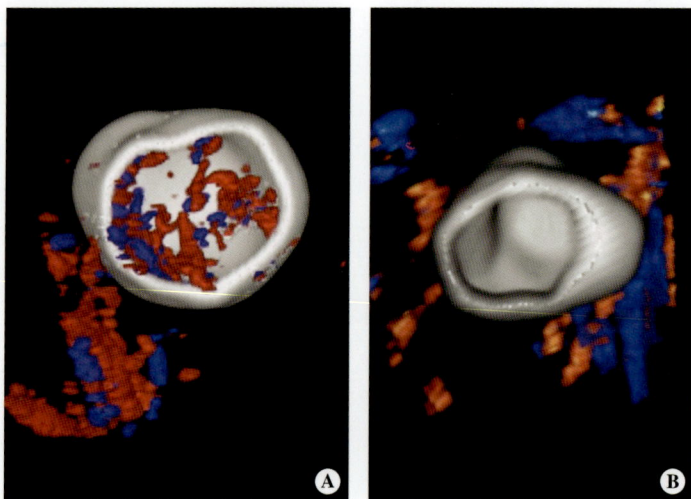

图 6-4　彩色三维超声检查肿瘤

A. 彩色三维超声显示肿瘤内粗大的血流束;B. 经 PEI 量化治疗后 9 个月彩色三维超声扫描,
肿瘤内未见血流信号

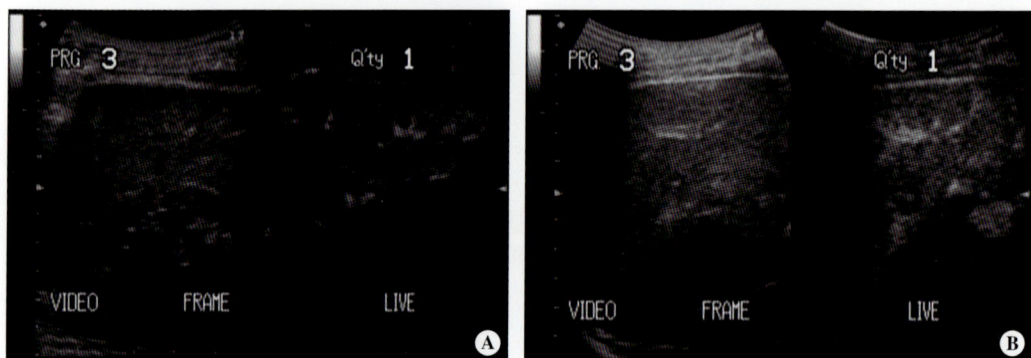

图 6-5　治疗前后对比

A. 右肝后叶复发性肝癌,PEI 治疗前双实时模式超声造影检查,于早期动脉相团块内即见结节状增强;
B. 经 PEI 量化治疗后,再次行造影检查,团块内未见增强

（2）AFP 升高 169 例,治疗后全部呈不同程度的下降,其中转阴者(降至 20ng/ml 以下)占 84.6%(143/169)。

（3）213 例复发性肝癌经超声引导无水乙醇注射治疗后 1~5 年生存率分别为 91.1%、81.7%、70.4%、61.9% 和 51.5%,中数生存期为 46.8 个月。

（4）研究资料也显示,采用超声介入无水乙醇量化注射治疗复发性肝癌 213 例,先后进行 1938 次 PEI,除 3 例注射乙醇后第 2 日出现黑便,14 例注射 2~3 次后出现黄疸,经一般治疗 1~2 周后恢复正常外,其他均无大出血、肝衰竭等严重并发症发生。所有患者注射前后肾功能与心电图检查无明显变化。结果表明量化治疗可明显提高复发性肝癌患者的生存率,而且克服了各医生采用 PEI 治疗时乙醇注射总量与每次注射量不一致,以及注射时间间隔过长等的局限性。此外还可结合彩色三维超声、超声造影、超声引导抽吸活检、AFP 水平监测等评估其疗效。

九、生长于肝表面肝癌的治疗

生长于肝表面与肝包膜下或位于胆囊窝旁的肝癌结节,由于解剖位置的特殊,成为肝癌非手术治疗的难点之一,微波或射频治疗可能引起出血、剧烈疼痛、损伤胆囊或周围其他脏器等诸多并发症而受到限制。然而 PEI 由于采用细针,具有微创、安全、疗效肯定的优点,在对肿瘤结节治疗的同时,可采用门静脉穿刺注射无水乙醇对门静脉分支内瘤栓进行治疗,因此成为不宜手术切除的肝表面或肝包膜下肝癌最佳的非手术治疗方法之一。

1. 超声介入治疗生长于肝表面肝癌的方法

超声定位,选择穿刺点后按常规消毒,铺无菌巾,局部注射麻醉药直至肝包膜,在超声引导下从探头端侧体表定位标记处将细针刺入肿瘤结节中轴的后部,缓慢注入无水乙醇并边注射边缓慢退针,同时旋转穿刺针以使乙醇均匀弥散瘤体,如见药物进入血管,外溢,可调整穿刺针的方向与平面后再行注射。①肝后包膜下肿瘤穿刺:穿刺针尽量至肿瘤后缘,缓慢注射药物并逐步退针,至肿瘤前包膜内停数秒,见无药物反流可退出至壁外;②肝前包膜下(肝表面)肿瘤:尽量从肿瘤侧旁进针至斜对侧结节内缘,应力争一次穿刺成功,穿刺针至肿瘤结节后缘,注入乙醇并见逐步充满瘤体,停留 30 秒至 1 分钟后逐步退针至结节前缘,拔出针芯,如见乙醇反流可抽吸多余乙醇后并注入少量利多卡因再逐步退出体外。手术结束后留察 30~40 分钟,观察患者有无发热、剧烈疼痛、出血等不适与并发症,无特殊异常可离去。

2. 超声介入治疗生长于肝表面肝癌的疗效

林礼务等应用超声引导注射无水乙醇治疗生长于肝表面肝癌 136 例,其结果如下。

(1)超声引导注射无水乙醇量化治疗复发性肝癌 136 例,总计 198 个结节,其中位于肝表面 96 个结节,位于肝后包膜下 102 个结节,2~6 周后行超声与 CT 或 MR 等检查,结果显示肿瘤直径有不同程度缩小,其平均直径 3.4cm 降为 2.6cm。超声显示注射乙醇后肿瘤结节回声增强或呈斑块样改变或周边回声增强占 63.2%(125/198)(图 6-6),198 个结节行彩色多普勒与三维彩色超声检查显示原结节内血流信号消失达 93.4%(185/198)(图 6-7 和图 6-8)。87 例 112 个结节治疗后行 CT 检查显示完全坏死区域大于肿瘤最大直径。43 例 57 个肿瘤结节治疗后 MR 检查 T_1 加权像与 T_2 加权像均显示为低信号区。值得一提的是,28 例于量化治疗后均行双实时模式超声造影检查,结果显示全部肿瘤结节均未见造影剂充填,随访结束均未见肝内原位复发(图 6-9)。

(2)治疗后所有病例均行 1~3 次细针抽吸和(或)弹射式粗针活检,92.1%(126/136)呈纤维瘢痕组织,未检出癌细胞;7.9%(10/136)可见变性癌细胞,均为肿瘤直径>4.5cm 者。

(3)AFP 升高 112 例,治疗后全部呈不同程度的下降,其中转阴者(降至 20ng/ml 以下)占 88.2%(99/112)。

(4)136 例肝表面与肝后包膜下复发性肝癌,经超声引导无水乙醇注射治疗后 1 年、2 年、3 年、4 年、5 年生存率分别为 93.4%、83.1%、72.8%、63.1% 和 51.9%。中数生存期为 47.7 个月。

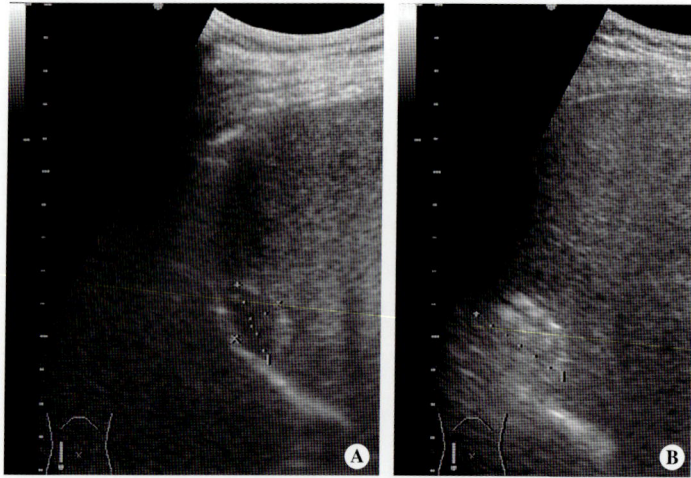

图 6-6　肿瘤注射乙醇前后超声结果

A. 右肝后叶包膜下复发性肝癌,大小约 2.5cm×1.9cm;B. 注射乙醇后肿瘤结节普遍回声增强,
且乙醇弥散范围超过瘤体最大直径约 1.0cm

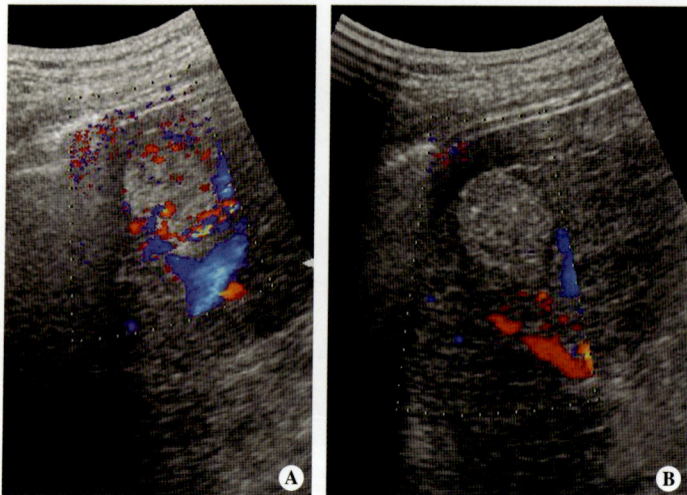

图 6-7　肿瘤注射乙醇前后血流信号对比

A. 右肝前包膜下复发性肝癌,高回声结节内见丰富的搏动性动脉血流信号;B. 经 PEI 治疗 1 个
疗程后,肿瘤内未见血流信号

（5）研究资料也显示,采用超声介入量化注射无水乙醇治疗肝表面与肝后包膜下复发性肝癌 136 例 198 个结节,先后进行 1721 次 PEI,除 2 例注射乙醇后第二日出现黑便,14 例注射 4~6 次后出现黄疸,经一般治疗 1~2 周后恢复正常外,其他均无大出血、肝衰竭等严重并发症发生。136 例全程随访 5 年均未发生肿瘤的针道转移与腹腔内种植。但疼痛表现较为突出,全组有 71%(97/136)患者于第一、二次注射时有不同程度疼痛,30 分钟内未经处理自行缓解,其中 4 例需注射止痛剂予以缓解;57.5%(78/136)患者发生低热,1~2 日后自然消退;GPT 呈不同程度升高患者占 28.5%(39/136),停止注射后 1 个月内恢复正常。所有患者注射前后肾功能与心电图检查无明显变化。

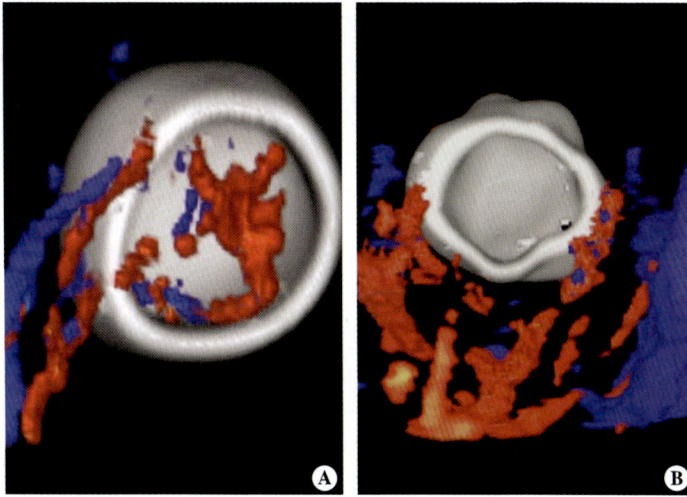

图 6-8　肿瘤注射乙醇后彩色三维超声结果

A. 彩色三维超声显示肿瘤内粗大的血流束；B. 经 PEI 量化治疗后彩色三维超声扫描，
肿瘤内未见血流信号

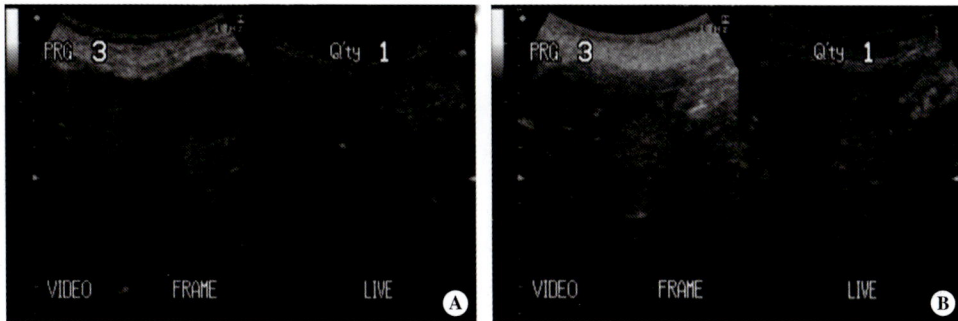

图 6-9　治疗前后对比

A. 左肝外叶包膜下复发性肝癌，PEI 治疗前双实时模式超声造影检查，于早期动脉相结节内即见造影剂
迅速充填；B. 经 PEI 量化治疗后，再次行造影检查，结节内未见增强

3. 超声介入治疗生长于肝表面肝癌的注意事项

（1）由于肝包膜富含神经，因此疼痛是最明显的不良反应，因此在穿刺技术上要求尽量1次穿刺成功，首次注射量应适当减少，以后逐渐增加，必要时注入少量利多卡因，对于强烈疼痛者应予注射止痛剂。

（2）值得重视的是有报道认为位于肝表面的小肝癌，PEI 治疗可能造成乙醇渗漏至腹腔和引起癌细胞在腹腔内种植，故被视为 PEI 的相对禁忌证。因此对肝表面的复发性肝癌行 PEI 时，更应注意操作技术与方法，力争准确1次穿刺成功，尽量从肿瘤侧旁进针，并注入适量的无水乙醇，当乙醇弥散结节后，停留时间适当延长（1分钟左右），这样使乙醇完全渗透，并充分与癌组织接触使之凝固，此时可逐步退针或将过多的乙醇抽吸以减少乙醇渗漏。林礼务等报道 136 例生长于肝表面肝癌超声介导注射无水乙醇治疗后随访 5 年未发现针道转移与腹腔内种植。

十、高龄患者肝癌的治疗

高龄患者由于病情迁延期长,肝脏储备功能明显下降;另一方面高龄患者常并发冠心病、肺心病与高血压等严重心血管疾病,更增加了手术的危险性,有报道高龄肝癌患者(≥70岁)由于长时间肝衰竭与出血使患者术后 1 个月病死率高达 12.5%(4/32),总的住院病死率为 18.8%,高龄肝癌患者的治疗问题成为临床研究热点。非手术治疗可成为延长高龄肝癌患者生命,提高生存质量的重要途径。

1. 高龄肝癌患者采用超声介入无水乙醇量化注射治疗效果

林礼务等采用超声介入无水乙醇量化注射治疗高龄肝癌患者 62 例(均≥70 岁),其疗效如下。

(1)超声引导无水乙醇量化注射治疗 62 例高龄肝癌患者,总计 84 个肿瘤结节,2～8 周后行 B 超与 CT 或 MR 等检查,结果显示肿瘤直径有不同程度缩小,其平均直径 3.7cm 降为2.9cm。超声显示注射乙醇后肿瘤结节普遍回声增强或呈斑块样改变或周边回声增强占61.3%(38/62)(图 6-10),62 例 84 个结节行彩色多普勒与三维彩色多普勒超声检查显示原结节内血流信号消失达 96.7%(245/253)(图 6-8 和图 6-11),9.7%(6/62)肿瘤结节随时间推移逐渐模糊或消失。18 例于量化治疗前双实时模式超声造影检查肿瘤结节大部分呈"快进快出"的特点,一个疗程结束后造影检查肿瘤结节未见增强。43 例治疗后行 CT 检查显示完全坏死区域大于肿瘤最大直径。38 例 52 个肿瘤结节治疗后 MR 检查 T_1 加权像与 T_2 加权像均显示为低信号区。治疗后所有病例均行 1～3 次细针抽吸和(或)弹射式粗针活检,91.9%(57/62)未检出癌细胞;8.1%(5/62)可见变性癌细胞,均为肿瘤直径>5cm 者。

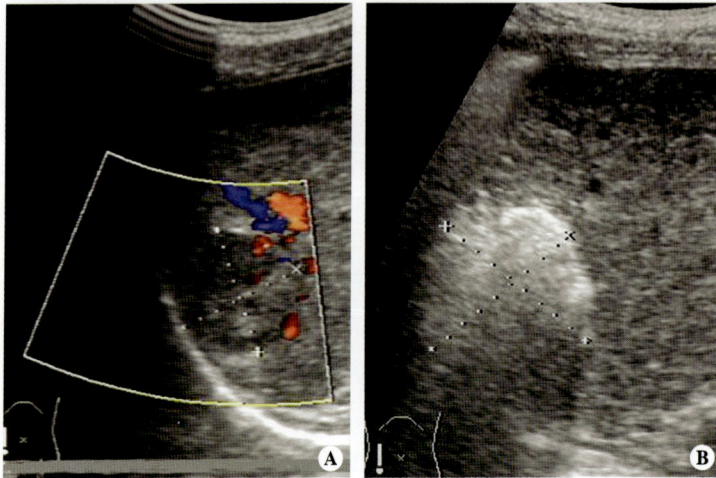

图 6-10 肿瘤注射乙醇前后超声结果
A. 右肝后叶肝癌,大小约 3.1cm×3.2cm;B. 注射乙醇后肿瘤结节普遍回声增强,且乙醇弥散范围超过瘤体最大直径约 1.0cm

(2)AFP 升高 51 例,治疗后全部呈不同程度的下降,其中转阴者(降至 20ng/ml 以下)占 92.2%(47/51)。

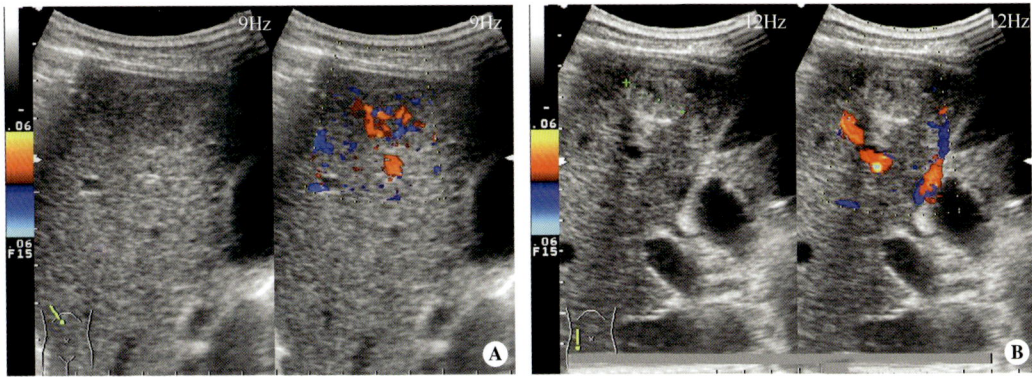

图 6-11　肿瘤注射乙醇前后血流信号对比

A. 右肝前叶肝癌,低回声结节内见丰富的搏动性动脉血流信号;B. 经 PEI 量化治疗一个疗程后,肿瘤内部回声增强,未见血流信号

（3）62 例高龄肝癌患者经超声引导无水乙醇注射治疗后 1 年、2 年、3 年、4 年、5 年生存率分别为 86.7%、78.5%、67.3%、59.2% 和 48.3%,中数生存期为 44.7 个月。

（4）研究资料也显示,采用超声介入无水乙醇量化注射治疗高龄肝癌患者 62 例,先后进行 612 次 PEI,值得指出的是,3 例患者(肝功能分级 A 级 1 例、B 级 2 例)于注射无水乙醇 5~6 次后,腹腔积液增加,并出现明显黄疸,1~3 个月后死于肝衰竭;其余病例除 1 例注射后第二天出现黑便,5 例注射无水乙醇 2~3 次后出现轻微黄疸,经一般治疗 1~2 周后恢复正常,其余均无大出血与其他严重并发症发生。32.3%(20/62)患者于第 1~2 次注射时有不同程度疼痛,30~40 分钟内自行缓解;33.8%(21/62)患者发生低热,2~4 日后自然消退;GPT 升高患者占 35.5%(22/62),停止注射后 1 个月内恢复正常。此外,4.8%(3/62)患者出现短暂心房颤动,1~2 日后恢复正常;19.4%(12/62)出现一过性血压升高,1~2 小时后恢复正常。此外,所有患者注射前后肾功能与心电图检查无明显变化。

2. 注意事项

（1）应密切注意与监测心血管情况。注射前后测量血压,严重高血压与明显心血管疾病应视为相对禁忌证。

（2）高龄肝癌患者肝硬化程度更为严重,应根据病情决定注射量与注射时间间隔,且进针过程中应不断调整进针角度,使针道全长始终显示在扫描切面上,准确无误地刺入肿瘤内,同时治疗过程中严密监测肝功能变化。

（3）首先穿刺至肿瘤中轴的后部注射,以免前部注射乙醇后声衰减使肿瘤后部显示不清。

（4）对结节融合型复发性肝癌,由于纤维隔的存在影响乙醇的弥散,应注意行多点、多平面注射。

（5）注射过程中,如瘤体外侧肝组织内小血管内有乙醇高回声流线者,改变进针方向或深度以使乙醇均匀充盈整个瘤体,以减少乙醇对瘤体外肝组织的损害。

（6）对于肿瘤治疗前超声造影出现增强的病例,于疗程结束后再次行造影检查,可监测中远期疗效。

十一、生长于大血管旁等特殊部位肝癌的治疗

超声介入肿瘤内注射给药是肝癌治疗的重要手段,但是当肿瘤生长部位紧邻肝内血管一级分支、肝段下腔静脉等肝内大血管或肝周缘时(距离<0.5cm),介入治疗易合并出血、剧烈疼痛、种植转移、甚至周围脏器损伤等严重不良反应或并发症,属介入治疗操作的特殊部位;尤其是位于近第二肝门处、左外叶上段近心脏处的病灶,位置深远且毗邻重要脏器,再加上以往常受仪器分辨率及操作技术的影响,使得介入治疗的风险性更大(图6-12~图6-15)。

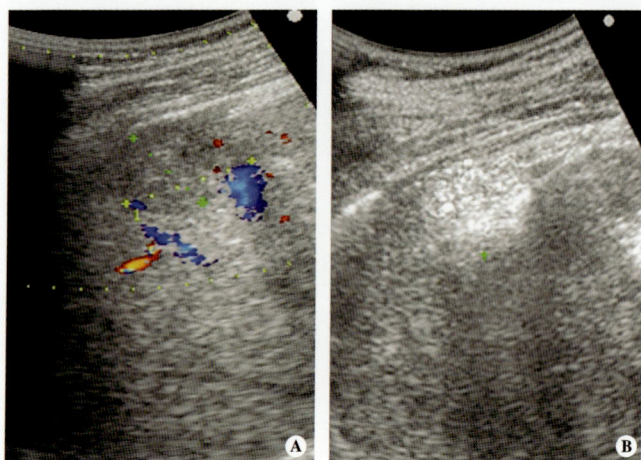

图6-12 右前叶包膜下的肝癌病灶行超声引导无水乙醇量化治疗声像图

A. 右前叶包膜下肝癌病灶,呈类圆形,大小约2.9cm×2.2cm;B. 行无水乙醇量化治疗,穿刺针经一段肝实质后再进入肿瘤病灶,注药后肿瘤呈高回声表现

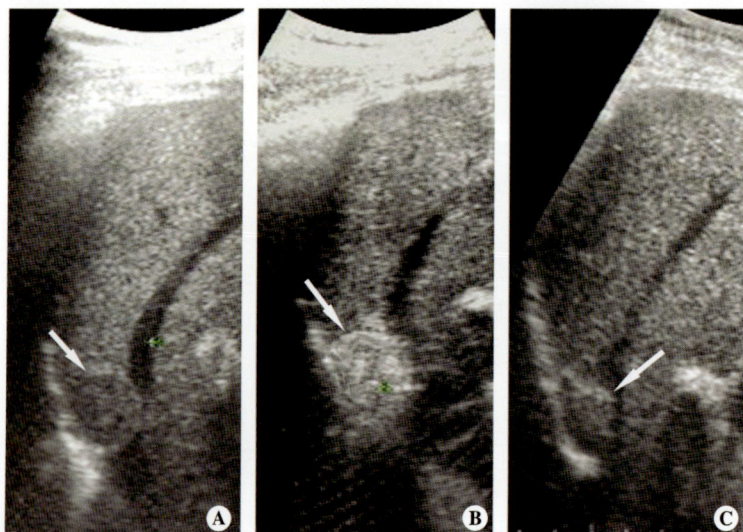

图6-13 近第二肝门处肝癌病灶行超声引导无水乙醇量化治疗前后变化声像图

A. 近第二肝门处肝癌病灶,呈类圆形,大小约4.2cm×3.9cm;B. 经无水乙醇量化治疗后,肿瘤病灶呈不均匀性高回声表现,无水乙醇浸润范围约4.9cm×4.6cm;C. 量化治疗后1.5年复查,肿瘤缩小至3.1cm×2.5cm

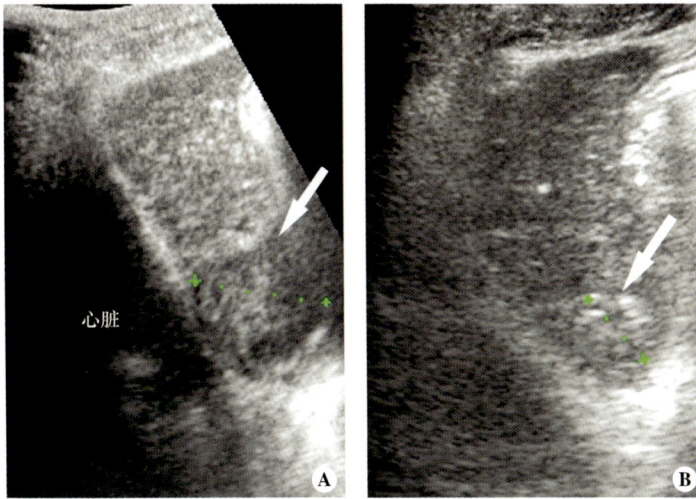

图 6-14　左外叶上段近心脏处的肝癌病灶行超声引导无水乙醇量化治疗前后变化声像图

A. 左外叶上段近心脏处的肝癌病灶,紧邻膈面及心脏,呈类圆形,大小约 3.7cm×3.5cm(箭头所示);B. 经无水乙醇
量化治疗后 2 年复查,肿瘤缩小至 1.9cm×1.6cm

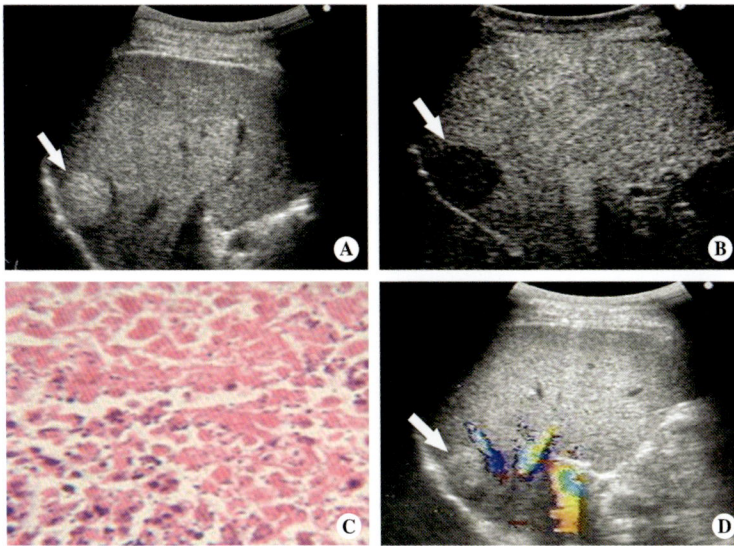

图 6-15　右肝后叶包膜下肝癌病灶行超声引导无水乙醇量化治疗前后变化
声像图及病理组织图

A. 右肝后叶包膜下肝癌病灶,大小约 3.7cm×3.4cm;B. 经无水乙醇量化治疗后 1 个月行超
声造影复查,无增强区域直径约 4cm,大于原病灶范围;C. 量化治疗后 1 个月行超声引导下
细针穿刺活检,病理显示肝癌组织变性坏死,未检出癌细胞(HE,×400);D. 量化治疗后 1 年
复查,肿瘤缩小至 3.2cm×2.5cm,未探及血流信号

　　由于超声介入无水乙醇量化治疗所使用的无水乙醇,具有凝固蛋白、栓塞血管的作用,
是一种良好的凝固剂、止血剂,能有效减少出血;操作中使用的穿刺针细小灵活,能减轻组织
损伤;因此采用超声介入细针穿刺无水乙醇量化注射的方法,可以有效提高特殊部位肝癌的

介入治疗疗效。在临床操作中须掌握以下几项技术要点,以最大限度地提高疗效并减少乙醇外溢、针道转移、出血疼痛等并发症的发生。①选择正确的超声介入视野、体位、穿刺点及穿刺入路。②延长穿刺针在病灶内的停留时间(1~2分钟)。③退针速度应根据药物是否有沿针道外溢的现象掌控,如有外溢,声像表现为针道内流动的点状高回声信号,此时可暂时停止退针或抽吸过多乙醇直至该现象消失;当穿刺针退至近肝包膜处时,应迅速拔针,依靠包膜弹性回缩的能力封闭针道;亦可在拔针前注入适量2%利多卡因,以减轻因少量药物外溢引起的疼痛。④采取必要的心电监护措施。

十二、肝癌合并肝硬化的无水乙醇量化治疗

在我国,肝癌多发生在晚期慢性肝病的基础上,肝癌合并肝硬化的发生率高达85.4%,导致患者肝功能储备差,适合手术切除的患者仅为20%~40%,而且术后5年的复发率高达85%~95%,因此,有效的非手术治疗成为延长患者生命、提高患者生命质量的关键。PEI具有微创、安全、经济、可反复使用、疗效确切和对肝功能影响相对较小等优点,尤其值得提出的是在对肿瘤结节治疗的同时,可采用门静脉穿刺或门静脉联合肝动脉穿刺注射乙醇对门静脉分支内瘤栓进行治疗,因此PEI对不宜手术切除的合并肝硬化的肝癌是最佳的非手术治疗方法之一。

1. 肝癌合并肝硬化的超声介导无水乙醇量化治疗效果

林礼务等报道超声引导无水乙醇量化注射治疗298例合并肝硬化复发性肝癌疗效如下。

(1)超声引导无水乙醇量化注射治疗298例合并肝硬化复发性肝癌,总计387个肿瘤结节,2~8周后行B超与CT或MR等检查,结果显示肿瘤直径有不同程度缩小,其平均直径从3.4cm降为2.8cm。超声显示注射乙醇后肿瘤结节普遍回声增强或呈斑块样改变或周边回声增强占68.0%(263/387)(图6-16),188例274个结节行彩色多普勒与三维彩色超声检查显示原结节内血流信号消失达96.7%(265/274)(图6-17和图6-18),10.0%(39/387)肿瘤结节随时间推移逐渐模糊或消失。21例于量化治疗前双实时模式超声造影检查肿瘤结节大部分呈"快进快出"的特点,治疗中造影检查仅余极少部分呈点状或线状早期充盈特点,1个疗程结束后造影检查肿瘤结节未见增强(图6-19),此21例至随访结束均未见复发。143例治疗后行CT检查显示完全坏死区域大于肿瘤最大直径。54例68个肿瘤结节治疗后MR检查T_1加权像与T_2加权像均显示为低信号区。治疗后所有病例均行1~3次细针抽吸和(或)弹射式粗针活检,90.9%(271/298)未检出癌细胞;9.9%(21/213)可见变性癌细胞,均为肿瘤直径>5cm者。

(2)AFP升高241例,治疗后全部呈不同程度的下降,其中转阴者(降至20ng/ml以下)占89.2%(215/241)。

(3)289例合并肝硬化复发性肝癌经超声引导无水乙醇注射治疗后1年、2年、3年、4年和5年生存率分别为89.7%、78.8%、66.3%、56.5%和46.7%,中数生存期为44.2个月。

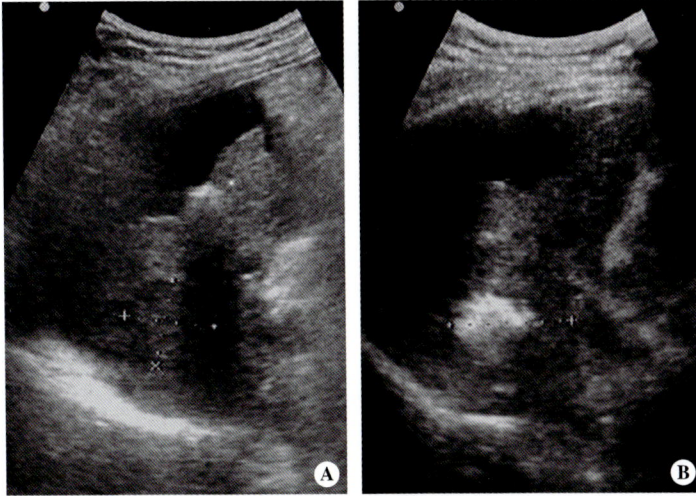

图 6-16　合并肝硬化原发性肝癌量化 PEI 治疗前后声像图

A. 肝右叶低回声团块；B. 治疗后回声增强，呈高回声斑块改变

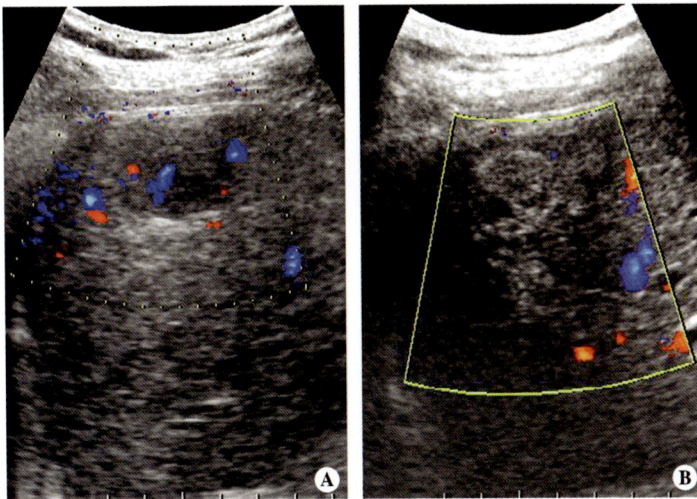

图 6-17　合并肝硬化原发性肝癌量化 PEI 治疗前后彩色多普勒超声表现

A. 右肝前叶低回声团块内一束丰富的血流；B. 治疗后，团块内血流信号消失，呈一高回声斑块

（4）研究资料也显示，采用超声介入无水乙醇量化注射治疗合并肝硬化复发性肝癌 298 例，先后进行 2871 次 PEI，其中 4 例肝功能分级为 B 级 3 例，C 级 1 例，注射无水乙醇 5～6 次出现黄疸，继而出现腹腔积液，经内科保守治疗 1～2 个月后因肝衰竭死亡。其余病例除 3 例注射乙醇后第二天出现黑便，18 例注射疗程结束后出现轻度黄疸，经一般治疗 1～2 周后恢复正常外，其他均无大出血、肝衰竭等严重并发症发生。一般的不良反应如有 41.9%（125/298）患者于第一、二次注射时有不同程度疼痛，30～60 分钟内未经处理自行缓解；46.9%（140/298）患者发生低热，2～4 日后自然消退；GPT 升高患者占 24.0%（74/298），停止注射后 1 个月内恢复正常。所有患者注射前后肾功能无明显变化。值得强调的是，有 3 例患者在注射无水乙醇中出现短暂心房颤动，1～2 日后恢复正常，12 例患者出现一过性血压升高，1～2 小时后恢复正常，其他病例于治疗前后无明显心电图改变。

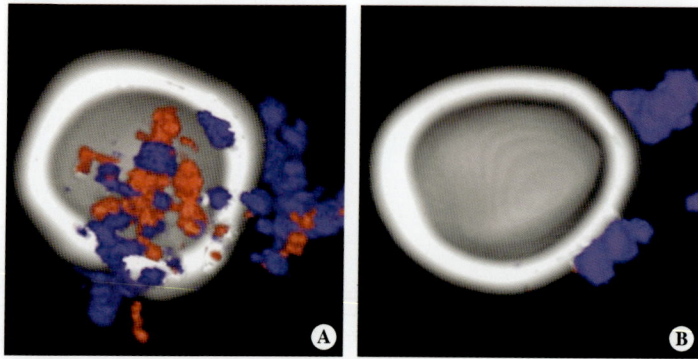

图 6-18　合并肝硬化原发性肝癌量化 PEI 治疗前后彩色三维超声表现

A. 治疗前病灶内丰富的五彩血流信号；B. 治疗后，病灶内血流信号消失

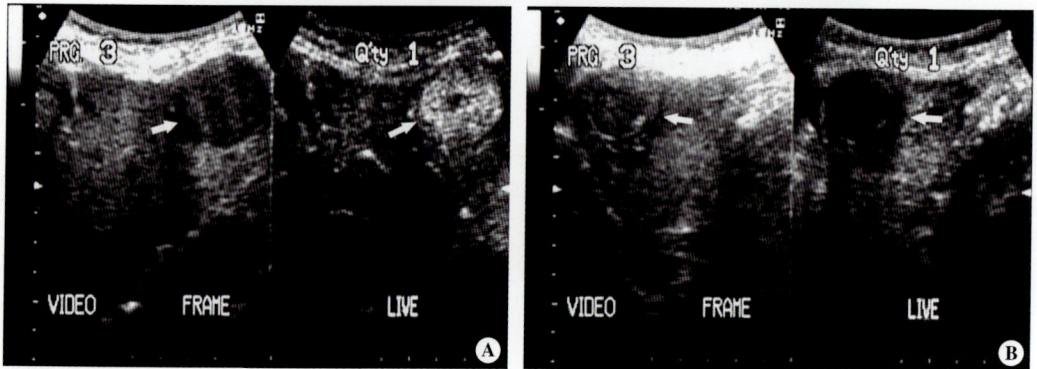

图 6-19　合并肝硬化原发性肝癌量化 PEI 治疗前后双实时模式超声造影表现

A. 左肝外叶病灶于造影动脉相快速增强，呈一高回声斑块（左图为组织谐波显像，右图为造影谐波显像）；B. 治疗后，病灶无增强，回声显著低于周围肝实质（左图为组织谐波显像，右图为造影谐波显像）

2. 肝癌合并肝硬化的超声介导无水乙醇量化治疗技术要点

（1）最佳适应证：直径≤ 3cm 的小肝癌；癌结节数目少于 3 个；无大量腹腔积液；凝血功能基本正常；无严重心功能不全与恶性高血压。如癌瘤直径>3cm 或数目> 3 个为相对适应证，而大量腹腔积液、严重出血倾向、严重肝功能不全与全身情况差或恶病质者应视为禁忌证，高龄患者在治疗中应不断检测肝功能，发现肝功能明显改变应停止注射，待改善后视情况再注射，并适量减少注射量，同时予以保肝支持治疗。

（2）进针过程中应不断调整进针角度，使针道始终显示在扫描切面上，准确无误地刺入肿瘤内以减少乙醇误入瘤外组织。

（3）首先穿刺至肿瘤中轴的后部注射，以免前部注射乙醇后声衰减使肿瘤后部显示不清。

（4）对结节融合型肝癌，由于纤维隔的存在影响乙醇的弥散，应注意行多点、多平面注射。

（5）注射过程中，如瘤体外肝组织内小血管内有乙醇高回声流线者应停止注射，改变进针方向或深度以使乙醇均匀充盈整个瘤体。

（6）对于多次注射治疗呈强回声的病灶,将穿刺针穿入癌灶后下方外侧2~3mm处,以使被遮盖的肿瘤后方低回声带至周边达到量化,而彻底杀灭癌细胞。

（7）对于肿瘤治疗前超声造影出现增强的病例,于疗程结束再次行造影检查,可监测中远期疗效。

十三、PEI疗效评估方法

随着医学检查方法的飞速发展及医学影像技术的普及应用,肝癌的检出率与确诊率有了显著的提高,使临床早期诊断与治疗肝癌成为可能,自1983年日本学者杉甫等采用超声介入注射无水乙醇(PEI)治疗肝癌以来,PEI有了极大的发展,技术不断改进,因其操作简便、廉价、不良反应少、并发症少等诸多优点,成为不可取代的肝癌非手术治疗方法之一。PEI介入能否彻底治疗肝癌的关键点在于介入治疗后肝癌的疗效判断,有效地判断乙醇消融量化治疗肝癌的疗效及治疗后随访显得尤为重要,其疗效判断分为近期疗效判断指标与远期疗效判断指标。近期疗效判断指标主要用于判断PEI治疗结束后肝癌是否被彻底灭活,而远期疗效判断指标主要用于判断肝癌患者治疗后的预后。肿瘤PEI介入治疗其近期疗效评价最常用影像学检查,包括超声、CT、MRI以及超声造影等,其远期治疗疗效指标主要包括1年、3年、5年生存率。

（一）近期疗效判断指标

1. 病理组织学改变

超声引导下治疗病灶穿刺病理组织学检查为判断疗效的方法之一,但由于活检取样点的问题,可能未取到残留肿瘤组织而仅反映细胞的变性坏死,假阴性率相对较高。研究表明,多点取材与采用超声造影相结合可大大减少假阴性的出现率。

2. 生化检验

甲胎蛋白(AFP)是胎儿甲种球蛋白,为胎儿所特有,出生后不久即转为阴性或仅含微量,正常情况下<20ng/ml,在原发性肝癌或胚胎性癌时增加。原发性肝细胞癌AFP阳性率为70%~90%,因此测定AFP水平也是判断PEI疗效较为可靠的一项指标。经PEI治疗后AFP增高的患者开始持续下降或降至正常水平,为治疗有效。

3. 影像学检查

超声检查:治疗成功的标志为超声图像显示肿瘤边缘高回声环及周边包绕的低回声晕环或两者同时存在;近期肿瘤缩小;疗程后,间歇的2~3个月病灶继续缩小;较大肿瘤显示整个肿瘤变为弥漫性强回声斑片状改变。同时,由于彩色多普勒的应用,更有利于判断有无残留瘤组织或复发结节。但由于肝细胞癌多发生在慢性肝病(合并有慢性肝炎及肝硬化)的基础上且发病呈多中心性,肝内回声不均匀,可产生低回声或高回声的肝硬化结节,而且肝癌结节在乙醇消融治疗后会产生多种声像图改变,利用彩色多普勒超声较难判断肝癌结节是否完全坏死。

CT:显示为均匀的低密度影,无增强现象,为坏死的表现,说明治疗有效。如果在原病灶区域有早期增强效应的软组织结节影或有环形增强都提示有残存的瘤细胞存在。

MR:作为一项新兴的影像技术,其对判断 PEI 的疗效是否优于 CT 还未得到证明。

核素显像:不仅可判断疗效,同时根据同位素浓集情况还可以反映肝脏的功能状态。

超声造影:超声造影可以获得目标区域的微循环信息,对低流速、低流量血流的敏感性明显提高,而且能连续动态观察组织的强化过程,有效反映病变的血流动力学变化,从而极大提高对治疗不彻底的癌结节及复发性微小肝癌的检出率,为临床提供了一种新的复查手段。根据超声造影剂是否充盈癌肿病灶,可以准确判断乙醇消融治疗是否达到量化及肿瘤结节是否彻底坏死的目的。由于肝癌形成包膜与周边存在微小癌灶的病理特征,治疗时乙醇弥散区要超过肿瘤直径 1~2cm 以达到量化要求,仅应用二维及彩色多普勒超声很难判断周边坏死区域大小,而超声造影则可以准确显示治疗后组织凝固坏死的范围,清晰显示肿瘤是否彻底被消融,能有效地提高疗效。若病灶有增强则需继续治疗,若彩色多普勒超声显示无血流信号,但经超声造影检查,发现肿瘤内仍有部分轻微增强区,超声引导穿刺活检证实残留肝癌细胞,则需追加治疗,达到彻底坏死的目的。

4. 根据超声引导穿刺活检 DNA 分析判断 PEI 的疗效

应用 DNA 分析判断疾病的性质进行分级、分期的研究已有诸多报道。提示 DNA 的定量测定及倍体分析为肿瘤患者的临床疗效和预后判断提供了一个客观的生物学依据。但应用 DNA 分析判断 PEI 的疗效在国内外仅有少数报道。此方法主要是在 PEI 治疗前后分别应用流式细胞术(FCM)对活检新鲜组织制成的单细胞混悬液进行 DNA 检测并作细胞周期比值分析,观察细胞增殖比,以及是否出现 DNA 的异倍体峰、凋亡细胞峰及其百分比。如果治疗有效则治疗后 DNA 分析显示 G_1 期比率上升,S 期与 G_2/M 期比率下降,异倍体峰消失,出现凋亡细胞峰。此为 DNA 分析较新的应用,有待进一步研究。

(二) 远期疗效判断指标

以往的治疗策略每次注射剂量一般按肿瘤大小而定,如按肿瘤体直径大小计算,一般以 1~1.5ml/cm 为宜,初次注射量可略多,以后逐渐减少,或注射量等于肿瘤直径+1(<5cm)与直径+2(>5cm),或按公式 $V=4/3\pi(R+0.5)^3$ 计算(V 为注射量,R 为瘤体半径,0.5 为常数以确保注射乙醇能弥散至肿瘤所侵犯的周边区域)。疗程按肿瘤直径(cm)等于注射剂量(ml)再追加 1~2 次计算。每个疗程结束后规定观察期间(2~3 个月)每 2 周复查 1 次超声和甲胎蛋白。但由于剂量不同其临床疗效也存在差异,临床与实验研究均证实肝癌注射无水乙醇量化治疗的疗效明显优于非量化治疗。动物实验研究证明,足量与短间隔注射无水乙醇量化治疗可使肿瘤组织彻底凝固性坏死,而非量化治疗则可见癌细胞残留。由于非量化治疗注射间隔时间长,治疗期间见肿瘤内纤维隔生长,影响了后续注入乙醇的渗透,此为导致癌细胞残留的原因之一。

122 例肝癌结节行超声介入注射无水乙醇量化治疗的临床应用研究结果显示,肿瘤直径≤3cm 组(64 例)1 年、2 年、3 年、4 年的生存率分别为 94%、85%、72%、63%,疗效高于肿瘤直径>3cm 组(58 例)的 84%、64%、58% 与 52%;而原位复发率前者分别为 0%、2.1%、5.1%、4.2%,明显低于后者的 6.9%、7.1%、24.2%、28.6%;肿瘤直径≤3cm 组的 1 年、2 年、

3年、4年的异位复发率9.0%、10.4%、12.8%、20.8%,也明显低于直径>3cm组的15.5%、21.4%、36.4%、52.4%。提示无水乙醇量化治疗的疗效与肿瘤的大小有一定的关系,肿瘤直径≤3cm的治疗效果明显优于>3cm者,进一步说明肝癌早期治疗的重要性。

随后进行的量化治疗组与非量化治疗组的对比研究进一步说明了量化治疗的疗效明显优于非量化治疗。研究资料中量化治疗组238例,其中手术复发性肝癌227例(95.4%)。非量化治疗组148例,其中手术复发性肝癌142例(95.9%),该组无水乙醇注射量按①注射量(ml)=直径(cm)+1(肿瘤直径≤5cm);②注射量(ml)=直径(cm)+2(肿瘤直径>5cm)计算,每周注射1次。量化组与非量化组Child-Pugh分级、UICC肝癌TNM分期、肿瘤大小、合并肝硬化、性别及年龄等指标差别均无显著性意义($P>0.05$)。经4~10次治疗(1疗程)后随访12~60个月,统计两组的1年、3年、5年生存率,结果显示量化组总的1年、3年、5年生存率分别为92.0%、71.4%、52.7%,明显高于非量化组的86.5%、57.7%、31.6%($P<0.01$)。386例肝癌经无水乙醇注射治疗共4121例次,均无大出血和严重心、肝、肾功能损害等并发症发生。

以上研究说明肝癌的超声介入注射无水乙醇量化治疗不但疗效明显优于非量化治疗,而且不良反应小、操作方便且安全,有较高的临床应用价值。

十四、PEI治疗肝癌的不良反应(并发症)与局限性

PEI治疗肝癌疗效肯定、方法简便,得到临床肯定,但亦存在一定的局限性,如疗程较长、需反复多次治疗、尚不能一次根治,直径较大的肿瘤因肿瘤内纤维隔影响无水乙醇的弥散,以及治疗方法的多样性造成治疗效果不一致,以上问题均成为研究的重点。另有文献报道,PEI介入治疗肝癌后可产生原位复发,并认为肿瘤周边常有癌细胞残存可能是原位复发的主要原因。笔者认为,小肝癌PEI介入治疗,只要治疗范围与治疗量达到量化就不存在肝癌原位复发的问题,只有在治疗大肝癌时,由于患者耐受、肝功能差等问题而无法达到量化治疗要求,仅能采取个体化治疗方案才可能存在。另外,大剂量的乙醇对肝有一定的损害,而肝癌患者常合并肝硬化,由于其本身肝功能较差,治疗后可能导致肝功能的损害,甚至可能诱发上消化道出血等严重并发症。此外,目前尚无较准确的手段能检测无水乙醇在瘤内的分布,治疗时仅能通过超声检查发现治疗过程中的残存区,而残存区的判断有一定的主观性,在临床实践中只能通过多方位、多针点穿刺治疗来弥补液性制剂弥散的局限性。

一般PEI治疗肝癌很少有并发症,较常见的并发症为疼痛、发热、肝功能损害,一般经卧床休息、吸氧、镇痛等保守治疗后绝大部分都可缓解。推测发热与肿瘤组织坏死有关,一般为低度发热;疼痛的程度及部位不一,常在穿刺点、腹部,偶可在肩部,后者其肝癌病灶均位于肝包膜下,推测可能与乙醇刺激肝包膜或漏出刺激膈肌有关;而肝功能损害常为一过性,疗程结束后复查多为正常或较前明显好转。另外,部分患者对无水乙醇不耐受,治疗后出现醉酒状态,可出现肝功能受损迹象,一般无须特殊处理,可自行好转。需指出的是,无水乙醇治疗可能诱发患者原有疾病如冠心病、高血压、糖尿病的发作,笔者在临床实践中发现,曾有几例糖尿病患者在治疗过程中出现低血糖症状,因此笔者建议在治疗过程中重视与患者交流有助于早期发现,并对有基础疾病患者采取个体方案治疗有利于减少并发症的发生。

Ischium 等曾报道 348 例大于 2cm 的肝癌 PEI 治疗后 4 例出现针道癌细胞种植。新近在临床上试用多位多孔注射装置可一次性均匀注射 5~6cm 直径的肿瘤结节,有望使 PEI 治疗肝癌取得更好的效果。

郭佳等报道超声引导经皮穿刺瘤内注射无水乙醇治疗复发性、继发性肝癌 2000 例,共注射 31 000 余例次,全部患者治疗后未发生严重并发症。因此认为 PEI 治疗肝癌具有操作简便、适应证广、不良反应少、疗效好、价廉、患者易于接受等优点。笔者 PEI 量化治疗与非量化治疗复发性肝癌 369 例共计注射 4072 例次,除 1 例注射乙醇后第二日出现黑便、17 例注射 2~3 日后出现黄疸,经一般治疗 1~2 周后恢复正常外,其他均无大出血、肝衰竭等严重并发症发生;约 34.6%(128/369)患者于第一、二次注射时有不同程度疼痛,30 分钟内未经处理自行缓解;61.5%(227/369)患者发生低热,2~4 日自然消退;GPT 升高患者占 23.5%(87/369),停止注射 1 个月内恢复正常;所有患者注射后肾功能与心电图检查无明显变化。369 例 4072 例次随访 12~60 个月无一例发生针道癌细胞种植转移现象。

(高上达　林振湖　林礼务　林学英　杨嘉嘉)

第七章 超声介导化学消融肝癌的其他治疗方法

一、化疗药物注入治疗

超声介入化疗药物注射法是肝癌介入治疗的微创疗法之一,其根据肿瘤类型选择敏感化疗药物,并在超声检查的实时监控下,向肿瘤内直接注入化疗药物,从而达到杀伤肿瘤细胞的目的。这种方法能使化疗药物直接作用于肿瘤区域,对正常组织的损伤较小,全身不良反应较轻;同时采用的超声监测手段,简便廉价,安全性高,因此对晚期肝癌患者是一种重要且有效的姑息治疗手段。但这种肿瘤内直接注射化疗药物的方法也有其局限性:由于肝癌肿瘤具有丰富的供养血管,且血流呈高速状态,直接注入的化疗药物往往被迅速廓清,呈一过性作用于肿瘤组织,难以长时间地维持较高的有效药物浓度,疗效受限因而需多次给药,同时肿瘤产生耐药性的概率增加。因此采用缓释制剂包裹化疗药物进行肿瘤间质化疗的方法已逐渐成为临床上研究的热点。所谓间质化疗是指将抗癌药制备成具有缓释作用的给药系统,经不同方式植入(注入)肿瘤组织、瘤周组织的间质中或肿瘤切除后的瘤床,使药物的有效成分缓慢释放,从而达到局部组织的持续、高效的药物浓度,建立一种较彻底灭活肿瘤、操作简便、同时降低全身毒性作用的化疗新方法。目前,超声介入肝癌间质化疗的临床应用报道越来越多,是一种极具临床应用前景的肝癌治疗新方法。

二、热盐水注入疗法

经皮高温生理盐水注射治疗肝癌也是超声引导介入治疗方法中的一种,其治疗适应证可以归结为:①适用于肝功能较差的患者,主要适合于肝硬化合并肝癌,尤其是肝功能不能耐受乙醇毒性作用的患者;②适用于不能或不愿承受其他疗法的患者;③主要适用于体积较小的肝癌病灶,即主要适用于直径小于3cm的小肝癌病灶,一般不超过5cm,数目一般建议不超过3个;④与其他疗法联合使用可增强肝癌的治疗效果。

热盐水超过60℃时可引起肝细胞坏死,而肝癌细胞的代谢更是处于旺盛状态,其耐高温能力远比正常肝细胞差,因此将高温盐水注入病灶后可引起肝癌病灶热凝固坏死,研究实验证明,沸腾盐水进入癌病灶的时间一般在0.5~1分钟,进入瘤内的盐水温度至少在80℃以上。治疗的具体操作是将生理盐水加热到沸腾,局部麻醉后在彩色多普勒超声引导下经穿刺针将高温生理盐水注入肝癌病灶内,抽取的热盐水应在0.5~1分钟注入,待高回声团完全覆盖肿瘤并超出瘤缘至少0.5cm时停止注射。文献报道,每注射约10ml高温生理盐水可造成约2.0cm的类圆形坏死区,每次注射量视肝癌病灶大小而定,一般为8~30ml,在操作过程中,需密切监视肿瘤在治疗过程中的回声改变及范围,且应密切关注周边组织结构以防止高温盐水渗漏到肝外、肝内管道等引起损害。其常见并发症包括烧灼性疼痛、因肝组织坏死吸收而引起的低热,偶尔穿刺部位可产生局部皮肤烫伤,一般而言,无须特别处理。高温盐水与无水乙醇一样,在肝癌病灶内易弥散,但在实际操作中仍存在弊端而限制推广应用。高热盐水和无水乙醇同样存在着液性制剂局部杀癌的弊端,即瘤内纤维组织与细胞的组成比例及是否瘤内存在纤维隔影响热盐水的弥散,每次注射量尚无明确的标准。虽然研究报道此方法在临床实践中取得了较为满意的效果,但其确切的临床价值仍有待进一步评价。

三、经皮中药瘤内注射疗法

研究表明,中药瘤内注射可促进免疫活性物质生成,产生炎性细胞浸润,抑制肿瘤增殖,诱导肿瘤细胞凋亡和促使肿瘤细胞坏死,且中药具有不良反应小的特点。早在 20 世纪 80 年代,超声引导下复方中药肝脏瘤内注射治疗晚期肝癌就取得了较满意的疗效。随后的一些临床研究表明华蟾素、莪术、乳香、肝复康注射液等瘤内注射治疗肝癌,都取得了较好的效果。陈志奎等的复方中药“99-克星”肝癌内注射的动物实验表明,其具有明显破坏和移植肿瘤细胞生长的作用,且无骨髓抑制及肝肾损害等毒性作用,其作用机制为直接破坏癌细胞和提高血清 IL-2 及 TNF-β 水平,激发机体细胞免疫功能,以及诱导肿瘤细胞凋亡。中药也可以被制成缓释剂进行瘤内注射,避免瘤内峰谷浓度出现,延长药物对肝癌细胞的作用时间,减轻对肝的刺激。采用已获 FDA 批准的泊洛沙姆 407(P407)为载体,去甲斑蝥素(NCTD)为模型药物做成的 NCTD-P407 缓释剂肝癌瘤内注射,治疗不能手术的晚期肝癌患者,与标准 TACE 的疗效相当,但对患者生活质量影响较小,与 PEI 相比较,疗效要优于后者。

一些药物如甘露醇、戊二醛、鱼肝油酸钠,也被适用于瘤内注射治疗肝癌,但与 PEI 相比并无明显优势。一些生物制剂如白细胞介素-2、肿瘤坏死因子及重组溶瘤病毒也有用于肝癌瘤内注射的报道,陈广源等在超声引导下瘤体内注射重组溶瘤病毒(H101)联合 FOLFOX-4 方案治疗 22 例晚期原发性肝癌患者,结果有 20 例可以评价客观疗效,其中获得 PR 5 例,SD 7 例,PD 10 例,在 17 例 AFP 阳性的患者中有 11 例下降,5 例明显下降,证实了超声介导瘤体内注射重组溶瘤病毒(H101)联合 FOLFOX-4 方案治疗晚期原发性肝癌疗效确切,较单纯全身化疗有更高的效率和安全性,但目前该领域的研究大多尚处于临床前研究阶段。

以 PEI 为代表的瘤内药物注射疗法是肝癌综合治疗的主要措施之一,其疗效确切,对肝功能影响相对较小、方法简便、可重复性高、创伤小、费用低廉。缺点是注射剂在肿瘤内浸润程度难以监控,作用范围小及易引起剧烈疼痛。近年来,有多种药物被应用于瘤内注射治疗肝癌,但这些药物与无水乙醇相比并无特别显著的优势,未能撼动 PEI 在这一领域的主导地位;继续寻求新的药物用于瘤内注射并改进监控方法,进一步提高肝癌的疗效,同时减轻患者注射时的疼痛,是进一步研究的方向。

四、经皮乙酸瘤内注射疗法

Olmishi 等于 1994 年首先报道了经皮乙醇瘤内注射疗法(percutaneous acetic acid injection therapy,PAIT)治疗小肝癌并获得满意效果,此后许多学者进行了相关研究和尝试,目前已被用于临床。乙酸是一种酸性有机化合物,它与人体组织接触,可引起蛋白质变性,同时乙酸又具有无水乙醇相似的细胞脱水和血管闭塞作用,可导致细胞、组织结构及功能的改变直至死亡。乙酸比无水乙醇具有更强的组织渗透力,易于穿透坚韧的肿瘤组织及瘤细胞内的纤维间隔而均匀弥散,具有注射总量少、次数少的优点,但乙酸具有刺激性气味,易引起医务人员的不适。吕国荣等报道乙酸除对正常肝组织有较强的破坏作用外,对转移性肿瘤具有更强大的杀伤作用,这归因于肿瘤组织内纤维间隔和包膜易被乙酸溶解、破坏、渗透,使之完全坏死。在这一点上,与乙醇注射易被肿瘤内纤维间隔所阻碍、注射区形成锯齿状、需多次注射相比具有明显的优越性。用于 PAIT 的乙酸浓度为 15.50%,其用量要比乙醇要小,50% 的乙酸是无水乙醇作用的 3 倍,即便是 15% 的乙酸引起的坏死范围也要比相同剂量的无水乙醇所引起的大。虽然其用量比无水乙醇要小,但有报道称乙酸消融的致死率和并发症显著高于无水乙醇。

　　PAIT 的主要适应证:单发或者多发(病灶数目一般不超过 3 个)小肝癌(直径≤3cm);较大肝癌如病灶单发、患者一般情况较好、无明显恶病质、影像学排除肝内(如门静脉)与肝外(除了肝以外的其他脏器)转移者;与其他肝癌非手术治疗方法联合应用以提高疗效。其禁忌证:弥漫性肝癌或伴门静脉癌栓的肝癌;有严重肝功能失代偿、伴有黄疸或大量腹腔积液者;合并凝血功能障碍性疾病、有明显出血倾向者;有肝外远处转移无法治疗者。参考 Ohnishik 等发表的论文,乙酸注射总量、每次注射量及注射时间间隔和疗程均与肿瘤体积密切相关,对于 1~2cm 和 2~3cm 单发病灶,注射总量分别为 4~6ml、6~12ml,每次注射量分别为 1~2ml、2~4ml,注射间隔一般为每周 2 次,分别注射 2~4 次、4~6 次。以上注射量、间隔及次数均取决于肝癌病灶的体积,并根据患者肝功能等全身一般情况及肿瘤灭活情况进行。

　　PAIT 的原创者 Ohnishi 于 1998 年报道了一个随机对照实验结果:PAIT 和 PEI 治疗直径<3cm 的小肝癌,PAIT 组 1 年、2 年生存率分别为 100%、92%,PEI 则为 83%、63%,而 PAIT 的复发率为 8%,远比 PEI 37% 的复发率要低。Huo 等一项研究中,310 例 HCC 患者(肿瘤直径≤6cm),195 例做 TACE 治疗,115 例做 PM 治疗,两组的 1 年、3 年、5 年生存率无明显差异($P=0.508$);而在 129 例肿瘤直径 3.1~6cm 的 HCC,TACE 组的 1 年、3 年、5 年生存率为 88%、56%、34%,好于 PAIT 组的 81%、33%、0($P=0.018$);181 例直径≤3cm 的 HCC,TACE 组和 PAIT 组的生存率则无明显差异($P=0.265$)。这说明对于<3cm 的 HCC,PAIT 能达到与 TACE 相同的治疗效果。Huo 等做的另一项前瞻性研究认为 PAIT 后瘤内乙酸持续存留状况是判断预后的重要因素,研究中有 60 名 HCC 患者,共 72 个病灶,患者行 PAIT 3 日后超声各个方向显示瘤内均质性强回声团积聚充盈为乙酸持续存留,结果 32 个乙酸长期存留的病灶中 22 个(69%)完全坏死,而无乙酸持续存留的 40 个病灶中仅有 8 个(20%)完全坏死($P<0.001$)。

五、抗癌药物缓释制剂注入疗法

　　化学治疗应用于临床抗肿瘤已经有 60 余年的历史,近 20 年来发展迅速,新药不断研发、疗效不断提高,被认为是最有发展前途的治疗手段,也是当前恶性肿瘤治疗临床研究最活跃的领域。传统化疗通过静脉给药,药物在肿瘤局部药物浓度低,而全身毒性作用大,限制了临床给药剂量,抗肿瘤疗效受限。近年来,随着高分子材料在医药学领域的广泛应用,大量的控缓释制剂进入临床使用,大大促进了肿瘤间质化疗的发展。所谓间质化疗是将抗癌药物制备成具有缓释作用的给药系统,经不同方式植入或注入肿瘤组织、瘤周组织的间质中或切除后的瘤床,从而达到维持局部肿瘤组织持续高水平的药物浓度,同时降低全身不良反应。

　　肝癌不属于化疗敏感肿瘤,其全身化疗的效果欠佳,目前临床上主要用于有远处转移的肝癌,并且要求患者一般情况好,KPS 评分在 80 分以上。近年来,随着抗肿瘤药物缓释剂型的技术改进及对给药途径观念的更新,区域性化疗,包括腹腔内化疗、肝动脉灌注化疗、门静脉灌注化疗、间质化疗等方法,日益成为治疗肝癌的有效方法及手段。目前常用的肿瘤间质化疗缓释制剂主要有微球、水凝胶、脂质体等,已经有多种缓释制剂进入临床使用或临床试验,如中人氟安(氟尿嘧啶缓释剂)、顺铂植入剂、顺铂/肾上腺素凝胶等,显示出高效、安全的抗肿瘤作用。

　　微球系以天然或合成的高分子材料为载体,包裹或吸附药物而制成的一种微米级球形微粒,是目前研究最广泛的缓释剂型,已经有多种药物上市销售。目前常用的载体材料多采用人工合成的可生物降解材料,如聚乳酸(PLA)、聚乳酸-羟基乙酸(PLGA)等,已经被美国 FDA 批准应用于临床。这类高分子材料生物相容性好,注射到体内后可生物降解成二氧化碳和水,无毒性作用,亦无须手术取出;通过调节合成材料的不同比例、相对分子质量等参数,可调节载药微球的释放周期。陈志奎等采用乳化-溶剂挥发法制备的载多西他赛的 PLGA 缓释微球,平均粒径 35μm,在体外可较平稳释放药物约 4 周时间,在超声引导下注射到荷人肝癌裸鼠移植瘤,可明显抑制肿瘤增殖,并且明显抑制肿瘤血管生成因子(如 VEGF 等)的表达。

　　在体凝胶是指以溶液状态给药,在给药部位迅速发生相转变,形成半固体凝胶的一类液体制剂。根据凝胶化机制的不同,在体凝胶可分为温度敏感型、离子敏感型、pH 敏感型等。采用牛胶原蛋白制备的顺铂肾上腺素水凝胶 IntraDose 是世界上第一个用于临床试验治疗肝癌的缓释制剂。在制剂内加入肾上腺素减少肿瘤血液供应,可减少药物吸收进入血液循环,使更大量药物保留在肿瘤局部发挥抗肿瘤作用。Leung 等在超声或 CT 引导下,经皮注射顺铂肾上腺素水凝胶治疗 58 例无法手术切除的肝癌患者,6 周内平均给药 4 次,结果 16 例患者获得临床痊愈,1 年、2 年、3 年存活率分别为 79%、56%、14%,未发现严重不良反应。在随后的相关临床研究抗肿瘤中,表明该疗法安全性好,患者耐受性好。

　　脂质体最早于 1965 年由英国 Banghan 等作为生物膜模型提出,后来将脂质双分子层结构,内部为水相的闭合囊泡称为脂质体。多囊脂质体是含有多个非同心类脂双分子层脂质膜的水性囊泡,囊泡间被连续的脂质膜所分隔,形成外观类似泡沫、水室填充紧密的多囊脂质体结构,适合于水溶性药物和蛋白质多肽类药物的包载。陈志奎等采用复乳法制备载蓖麻毒素的多囊脂质体,平均粒径 37.6μm,包封率 68.2%,可释放药物达 72 小时,瘤体内注射治疗小鼠 H22 肝癌,抑瘤率达 71.3%,病理检查见肿瘤组织大片坏死,细胞核固缩,显示出高效安全的抗肿瘤作用。

六、复方聚桂醇注射疗法

　　随着医学影像技术的进展,经皮穿刺癌灶内注射化学药物治疗肝癌不断涌现,如乙酸、高温蒸馏水等,但各有其的局限性,例如须依靠增加注射次数、难以忍受的疼痛及停止治疗后易复发等。目前研究学者都在努力寻找一种具有更高化学消融效力、能彻底杀灭肿瘤组织且能减轻患者疼痛的无痛瘤内注射药物,从而提高肿瘤治疗的彻底性,减少治疗的次数,减轻患者痛苦,有效改善肿瘤患者的生存期和生存质量。

国产硬化剂聚桂醇注射液目前在食管曲张静脉的急诊止血及曲张静脉的硬化治疗上得到广泛应用,笔者通过实验发现,较高浓度的聚桂醇具有强大的化学消融作用和较强的局部镇痛作用,但其较为黏稠,组织弥散性差,而无水乙醇除具有良好的化学消融作用外,还具有相对较好的组织弥散性,将两者按一定比例混合,使聚氧乙烯月桂醇醚充分溶解在无水乙醇内(即复方聚桂醇),其化学消融作用更为强大;另一方面其具有较强的局部镇痛作用可以减轻患者注射时的疼痛。其治疗机制包括两个方面:一方面是高浓度乙醇的固化作用,引起肿瘤细胞及其血管内皮细胞迅速脱水,蛋白凝固,瘤细胞变性、坏死,瘤周血管闭塞,继而引起瘤组织缺血、坏死、纤维组织形成;另一方面是聚氧乙烯月桂醇醚使局部组织产生化学性炎症,引起组织坏死或机化,促进血栓形成和血管硬化,还可破坏细胞膜脂质双分子层,导致细胞膜破裂,从而产生强大持久的化学消融作用,还具有较好的镇痛作用。

笔者通过动物实验研究发现,超声介导瘤内注射复方聚桂醇安全性好,治疗后肿瘤体积、肿瘤生长率、瘤质量和抑瘤率等指标明显优于无水乙醇,平均生存时间明显延长,病理显示肿瘤组织坏死更彻底,残存瘤细胞较少;同时其具有较好的局部镇痛作用,为我们研究超声介导无痛瘤内注射提供了一种新的思路。笔者在患者知情的情况下共治疗了18例肝癌患者,其中6例合并癌栓,取得不错的近期治疗效果(包括 AFP 将至正常等),暂未发现不良反应,注射次数明显减少,且患者疼痛减少,但由于受条件的限制,暂未其对其安全性、治疗剂量和治疗的间隔时间等行多方位探索,有待继续研究。

(林礼务　林振湖　杨嘉嘉　陈志奎)

第八章 肝癌合并门静脉癌栓的诊断与治疗

门静脉癌栓(portal vein tumor thrombus,PVTT)是原发性肝癌恶性生物学行为的特殊表现,是肝癌晚期表现的一个主要特征,与肝癌的转移、术后复发密切相关,是影响肝癌预后几个重要的因素之一。患者一旦出现PVTT,短期内就会引起门静脉高压、肝衰竭、腹腔积液,最终导致死亡。研究发现,单个肿瘤合并门静脉Ⅱ级分支癌栓患者其中位生存时间大约仅7个月,即不论肿瘤大小,即使是小肝癌(如3cm),若侵犯了门静脉并已形成癌栓,患者生存时间也仅7个月左右。当癌栓侵及门静脉主要分支及主干时患者自然生存时间仅约3个月。文献报道依据尸检和影像学检查,PVTT发生率为20%~70%,而手术切除标本镜检PVTT发生率高达90%。因此,门静脉癌栓的研究对提高肝癌的疗效,延长患者生命极其重要。

一、门静脉癌栓形成的病因与病理生理

(一) 门静脉癌栓的病因与病理

PVTT是多因素综合作用的结果,其形成涉及解剖学、血流动力学及生物学等多种机制,但其明确的形成机制和对机体的侵袭、转移等的机制尚不清楚。

1. PVTT形成的血流动力学及解剖生理学基础

在门静脉癌栓形成的解剖生理学方面,主要有"门静脉血逆流学说",其主要依据如下所述。

(1) 肝小叶中央静脉缺乏结缔组织,容易受癌结节压迫而闭塞。

(2) 肝内癌结节或肝硬化使血管床面积缩小,血流不能通过中央静脉、肝静脉进入下腔静脉回流入心脏,灌注血液通过血窦及肝内小动脉与门静脉分支的吻合支逆流入肝门静脉。

(3) 门静脉血流较慢、管腔内无静脉瓣、血流可作双向流动、门静脉左支横部至矢状部呈90°夹角等原因易形成逆流。

(4) 肝癌大都有不同程度的肝炎、肝硬化背景,使门静脉系统处于高动力状态,肝癌肿块中的动静脉瘘又使门静脉压明显增高,导致门静脉血逆流增加。

以上因素有可能导致脱落的癌细胞逆流至门静脉内生长成癌栓,并沿门静脉分支逆行至较大分支,甚至达到肝外门静脉。

2. PVTT形成的分子生物学基础

PVTT形成的机制在生物学方面更为复杂,与肿瘤增殖分化,肿瘤血管形成,肿瘤细胞脱落、黏附、基质降解、转移等有关。近年来,细胞外基质的研究成为该领域的热点之一,主要包括蛋白酶及其调节系统、黏附分子、肿瘤血管生成因子三大类。

蛋白酶:研究显示,在肿瘤转移和浸润过程中,基质金属蛋白酶及其组织抑制剂系统对细胞间质和基膜破坏起重要作用,但需注意的是,在癌组织中单独测定其中一种蛋白酶的表达水平是不能客观评价肝癌的侵袭能力的。

细胞因子:血管生成因子(PD-ECGF、VEGF、bFGF)均阳性者,PVTT形成率明显增高;黏附信号传导的关键骨架蛋白 Ezrin 可促进 PVTT 形成;趋化因子血小板黏附分子 P-selectin可能通过介导早期黏附而对肝癌转移、黏附起重要作用。

此外,肝癌患者 PVTT 的形成也有凝血机制的参与,文献报道抗凝血酶因子血栓调节蛋白(TM)可抑制门静脉癌栓形成和肝内播散。肝癌合并门静脉癌栓患者血浆中 TM 浓度明显低于无门静脉癌栓者。TM 通过其抗凝作用,抑制纤维蛋白的形成,阻止肝癌细胞与门静脉内皮细胞黏附,从而减少了癌细胞在远处着床、形成癌栓的概率。

门静脉癌栓的形成还可能与肝癌细胞向门管区的定向迁移有关,研究发现,肝癌细胞表达相对特异的趋化因子,而在肝门管区存在着相应的趋化因子受体,由趋化因子介导的肝癌细胞的定向迁移可能可以解释肝癌细胞易于侵犯门静脉的原因,为门静脉癌栓形成机制的研究提供了新的思路。

癌栓以门静脉壁作为支架离心式向门静脉主干方向生长蔓延,直至肠系膜上静脉,而极少侵犯脾静脉,另外即使组织学上肝静脉有很多筛孔,但癌栓却很少侵入,提示癌栓对门静脉有特殊的倾向性,这种倾向性提示门静脉血中可能有一些特殊的因子或物质在诱导癌栓的发展,抑或门静脉本身的原因所致,这是一个值得更进一步研究的课题。

(二)门静脉癌栓的供血特点

肝癌门静脉癌栓与肝细胞性肝癌的超声造影表现类似,呈"快进快出"表现,行 DSA 时肝动脉造影剂可进入 PVTT,表明 PVTT 主要为动脉性供血,其中主要为肝动脉供血,研究表明,PVTT 的动脉供血来自动脉性肿瘤血管和胆管周围毛细血管丛的动脉供血。彩色多普勒超声示癌栓中出现彩色混叠的动静脉分流现象,表明癌栓内的血供除主要由动脉供血外,尚有少量门静脉与动静脉分流等供血。因此,PVTT 接受动脉、门静脉以及动-静脉瘘等多重血供。

二、肝癌合并门静脉癌栓的诊断

(一)实验室诊断

门静脉癌栓是肝癌发生、发展的结果,是肝癌侵犯门静脉向血管内转移的一种表现,因此对肝癌有特异性的血清标志物同样也对门静脉癌栓有特异性,具体详见第三章。

(二)影像学诊断

门静脉癌栓是肝细胞癌的重要生物学特性,常出现在肿块所在叶段的门静脉分支内,并向门静脉主干及邻近分支延伸,癌栓达门静脉主干者可继续向脾静脉及肠系膜上静脉延伸。癌栓也可因门静脉血液逆流进入其他肝叶的门静脉分支内。PVTT 的诊断目前主要依靠影像学技术,影像学主要表现为门静脉血管腔内充盈缺损、阻塞段扩张和门静脉海绵样变性。

1. PVTT 的影像学分型

国内第二军医大学东方肝胆外科医院根据癌栓的影像学检查(B 型超声、CT 或 MRI)或术中部位及分布,提出癌栓分型标准(表 8-1)。

表 8-1 癌栓分型标准

分型及亚型
Ⅰ₀型:显微镜下癌栓形成
Ⅰ型:癌栓累及二级及二级以上门静脉分支
Ⅰa 型:癌栓累及门静脉三级及三级以上分支
Ⅰb 型:癌栓累及门静脉二级分支
Ⅱ型:癌栓累及一级门静脉分支
Ⅱa 型:癌栓累及一叶一级门静脉分支
Ⅱb 型:癌栓累及二叶一级门静脉分支
Ⅲ型:癌栓累及门静脉主干
Ⅲa 型:癌栓累及门静脉主干、门静脉左右干汇合处以下不超过 2cm
Ⅲb 型:癌栓累及门静脉主干、门静脉左右干汇合处以下超过 2cm
Ⅳ型:癌栓累及肠系膜上静脉或下腔静脉
Ⅳa 型:癌栓累及肠系膜上静脉
Ⅳb 型:癌栓累及下腔静脉

2. 门静脉癌栓的超声诊断

超声对门静脉癌栓有较高的敏感性和特异性,同时因其可重复、无创伤、可动态观测等优点,成为临床上诊断 PVTT 的首选。其声像图的特征表现为以下几点。

二维超声多表现为门静脉内径增宽或正常,管腔内见局限性或弥漫性实体回声,部分或完全阻塞管腔,癌栓所在部位及近端门静脉局部扩张增粗,门静脉周围因动静脉短路及广泛的吻合支开放,可出现门静脉海绵样变性,表现为阻塞门静脉周围迂曲管状无回声,呈蜂窝样改变(图 8-1~图 8-4)。

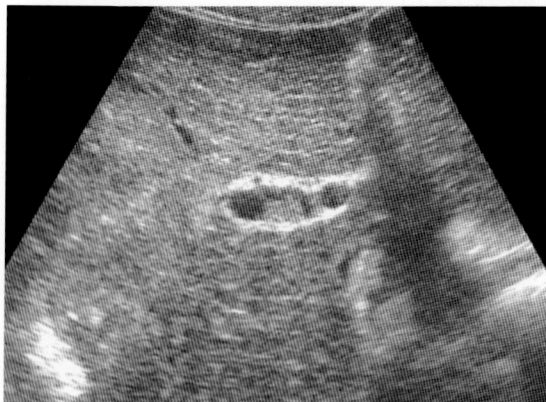

图 8-1 门静脉左支横段癌栓
管腔未完全堵塞

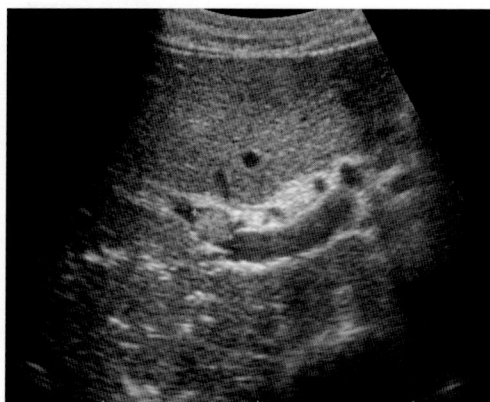

图 8-2 门静脉右支癌栓
完全堵塞管腔

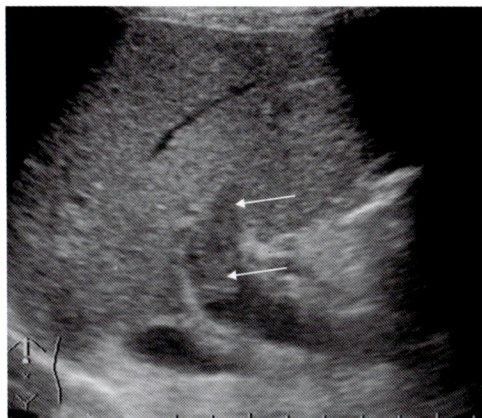

图 8-3 门静脉右支癌栓
达门静脉主干

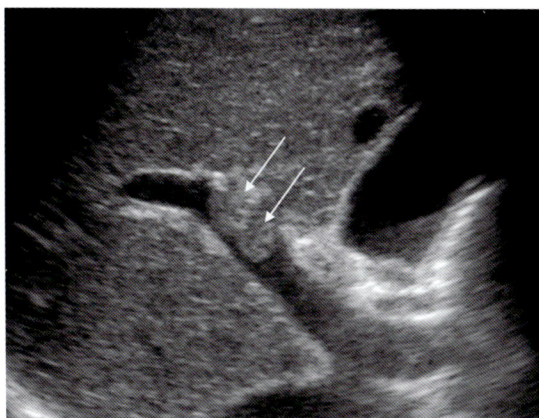

图 8-4 门静脉右前支癌栓
管腔未完全堵塞

彩色多普勒血流成像(CDFI)表现为门静脉血流变细、中断、出现逆流或双向血流现象。门静脉海绵样变时于门静脉周围见迂曲管状的五彩血流,脉冲多普勒于管状区内测及门静脉样低速、连续、单向血流曲线;PVTT 的供血来自肝动脉小分支、门静脉分支、胆管动脉分支及肝动静脉瘘(图 8-5~图 8-9)。

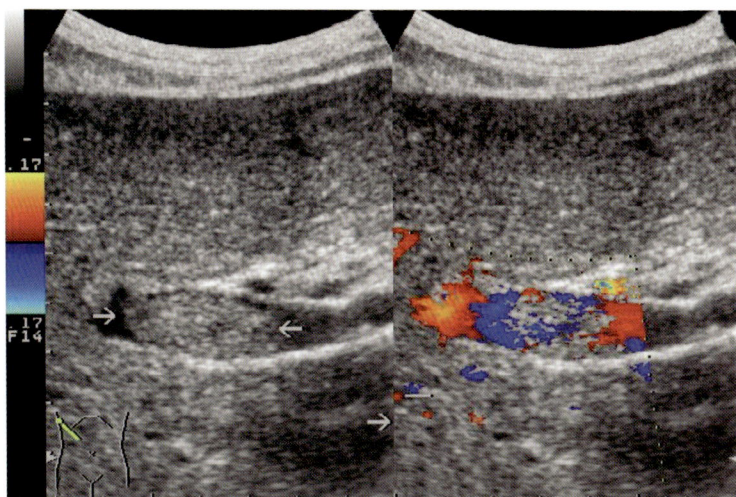

图 8-5 门静脉癌栓
癌栓内见较丰富血流信号

频谱多普勒超声多能检测出门静脉癌栓内的动脉型、门静脉型或动静脉瘘型血流曲线。CDFI 可对癌栓与血栓进行鉴别,若栓子内检出搏动性血流可诊断为癌栓。

对于典型的 PVTT,如 Ⅱ、Ⅲ 型 PVTT,超声检查根据门静脉内实体及其内搏动性血流信号进行诊断,可达到很高的敏感性和特异性,超声造影也可获得较高的诊断率;而门静脉二级及二级以上分支管径较小,因此超声对诊断 Ⅰ 型 PVTT 有一定困难。Ⅰ 型 PVTT 在超声上可仅表现为条索状偏高或偏低回声带,癌栓与血管壁无明显境界,有时其内或周边可见少量细线状或点状血流信号,追踪其末端多可见 HCC 肿瘤结节。此时必须熟悉肝内门静脉系统的超声解剖,才能获得准确的诊断。值得一提的是,由于Ⅰ型 PVTT 的门静脉管壁多不能清晰显示,与癌栓无明显境界,因此受累门静脉在横切面上可呈结节样改变,常被误认为是肝内 HCC 结节。此时应改为沿门静脉长轴方向探查,癌栓即呈现条索样的改变。此外,血清甲胎球蛋白(AFP)于短期内迅速升高也是 HCC 合并 PVTT 的一个重要临床特点,可作为诊断参考,此时对可疑病例进行超声引导下细针穿刺活检可提高诊断率。

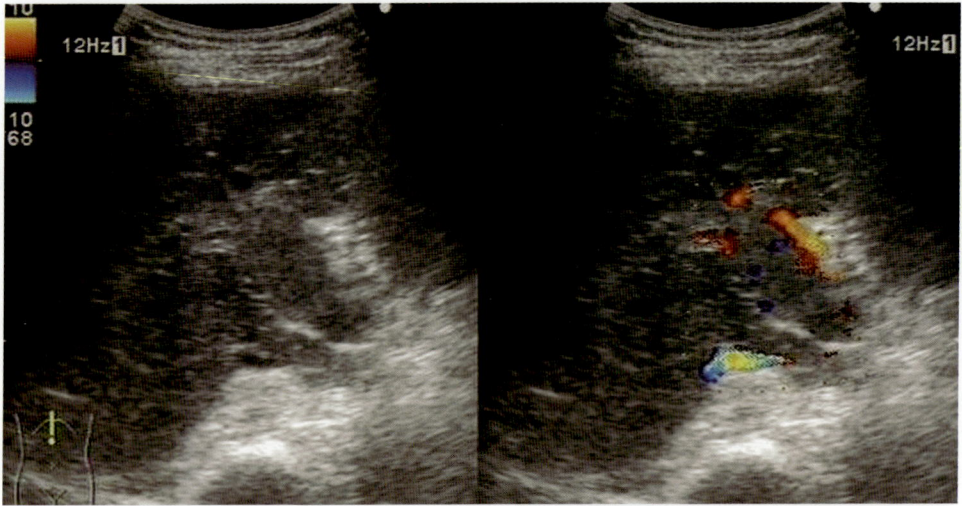

图 8-6　门静脉右支-主干癌栓
门静脉血流中断,管腔扩张,内充满实体并见少量血流信号

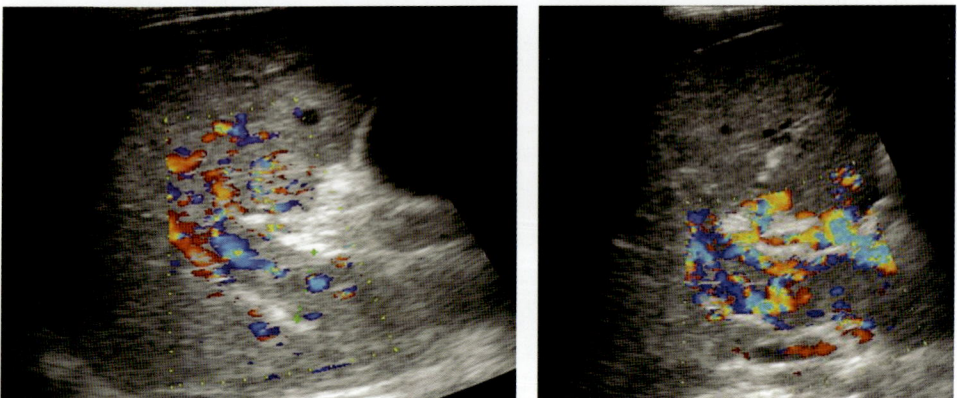

图 8-7　门静脉右支-主干癌栓
癌栓内血流信号丰富,周围见海绵样变性

(三) 诊断与鉴别诊断

门静脉癌栓是肝癌肝内侵犯的结果,是肝癌自然发展的一个过程,因此门静脉癌栓的诊断与肝癌的诊断密不可分,若肝癌得于明确诊断,又有门静脉癌栓的征象,则门静脉癌栓诊断成立。但部分肝癌患者(包括 PEI 介入治疗后的患者)以门静脉癌栓为首发病变,此时如何正确诊断显得至关重要。

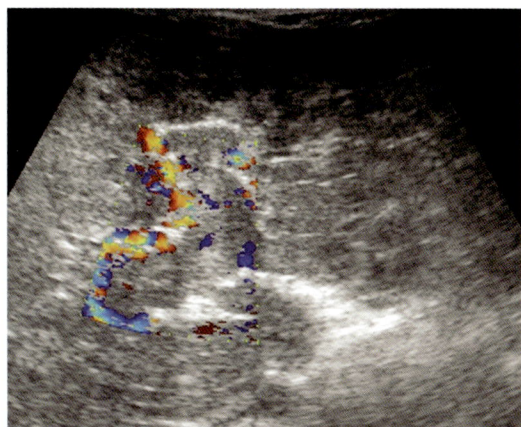

图 8-8　门静脉左支癌栓
管腔增大,内充满实体,周边见海绵样变性

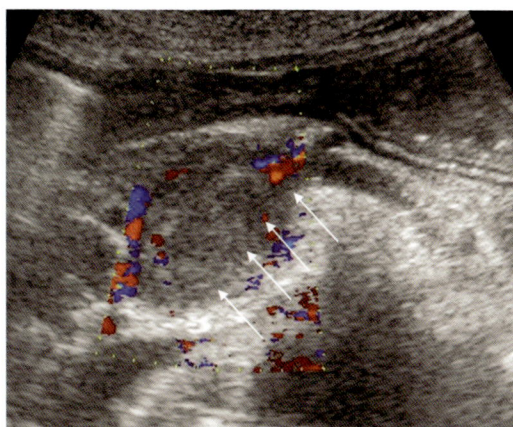

图 8-9　门静脉主干癌栓
门静脉管腔增大,内充填癌栓,癌栓周边可见少许血流信号

　　门静脉癌栓的诊断是随着影像学技术的发展才有了突破性的进展,其诊断是建立在肝癌诊断的基础上(肝癌的诊断见相关章节)。在肝癌诊断的基础上,如有以下影像学表现,则可诊断门静脉癌栓:影像学显示病变处门静脉扩张,管腔内充满或部分填充实体,且彩色多普勒超声显示实体内可探及血流信号并呈搏动性动脉样血流曲线或超声造影显示门静脉实体于造影动脉期可见高增强或增强 CT 显示门静脉实体内有新生血管甚至有动静脉瘘等。除了影像学表现,门静脉癌栓患者常有明显的消化道症状、门静脉高压表现、不同程度的黄疸、肝功能急剧恶化,结合这些临床表现有助于诊断。另外,部分肝癌治疗术后患者,尽管可能肝内未见明显肿瘤复发或转移,但门静脉内有实体充填,应首先考虑门静脉癌栓。应提出的是,有时结合病史和影像学检查亦难于判断栓子为良性或恶性,更无法了解栓子是否变性坏死,此时,超声引导下经皮经肝门静脉分支栓子活检术有助于判断门静脉栓子的性质。参考相关文献并结合自身经验,笔者认为此项技术是安全可靠的,对临床诊断甚至治疗有重要的指导意义。由于肝门静脉系统伴行胆管与丰富的神经等组织,行门静脉穿刺易刺激门静脉管壁及伴行的神经,可引起不同程度的疼痛甚至剧痛,以致一些体质衰弱者无法依从而导致穿刺困难,故门静脉癌栓穿刺技术要求较高,力求准确无误地一次穿入癌栓,避免多次重复穿刺门静脉,造成疼痛加剧或出血。

　　诊断门静脉癌栓还应与门静脉血栓和门静脉海绵样变性相鉴别,三者在影像学上都可表现为门静脉管腔内占位。门静脉血栓常继发于慢性肝炎特别是肝硬化、门静脉断流手术、周边脏器切除术后,结合临床病史及相关检查有助于与门静脉癌栓鉴别:①门静脉血栓患者,常有上述手术病史,无肝癌的影像学征象,彩色多普勒超声显示栓子内无搏动性血流信号,超声造影或增强 CT 可发现门静脉栓子内无增强表现。②AFP 为正常水平,短期检测无升高迹象。③初步考虑门静脉血栓后,可给予溶栓药物治疗,血栓可逐渐消退,如栓子不消退反而体积变大、栓塞更严重,则需考虑门静脉癌栓。④因癌组织具有快速生长的特性,当它浸润转移到门静脉后会迅速生长,致使门静脉部分或全程充填、增宽;以左支及矢状部扩张最为明显,最宽时门静脉内径可达正常管径的数倍,左、右支内径常大于主干内径,而呈"瘤"样扩张改变,加上门静脉管壁的衬托,表现出门静脉癌栓占位效应;而门静脉血栓无占位效应,也不引起门静脉的增宽。但应注意的是,有报道极少数 PEI 介入治疗邻近门静脉的肝癌病灶时由于乙醇外溢而进入门静脉可引起血栓,此时建议行超声造影或增强 CT 检查希望能得到一些鉴别诊断信息,如仍无法鉴别,可密切观察。

门静脉海绵样变性是门静脉主干和(或)分支部分或完全慢性阻塞后门静脉血流受阻,导致门静脉压力增高,为减轻门静脉高压,门静脉系统不规则再通和(或)在门静脉周围形成大量侧支静脉循环的一种病理改变,是机体维持肝血液灌注的一种代偿机制,是肝前性门静脉高压的原因之一,可分为原发性和继发性。原发性主要是肝门部及其分支部门静脉管腔的缺失、结构先天发育异常、狭窄或闭锁所致;继发性可由各种因素如门静脉内血栓或癌栓、胆系炎症、脾切除、凝血疾病、外界压迫等导致门静脉血流受阻、血液淤积而引起门静脉高压症,使其周围形成大量侧支循环。根据病史及相关实验室检查,一般与门静脉癌栓不难鉴别,门静脉海绵样变性患者 AFP 呈正常水平。如门静脉癌栓合并门静脉海绵样变性时肝内可见癌肿影像学征象。通过笔者临床观察,诊断门静脉海绵样变性并不困难,重要的是,当肝癌患者伴有门静脉主干癌栓时,需注意是否已形成门静脉海绵样变性。

三、肝癌合并门静脉癌栓的治疗

(一) 肝癌合并门静脉癌栓的外科治疗

肝癌合并门静脉癌栓的外科治疗见原发性肝癌的治疗。

(二) 肝癌合并门静脉癌栓的 PEI 治疗

PVTT 一旦形成,严重影响患者的预后,尤其是大肝癌合并门静脉主干或主支癌栓者,治疗相当棘手,难以达到满意效果,其治疗效果主要取决于原发病灶分布范围及能否将其彻底清除两个方面。既往多采用保守治疗或放弃治疗,患者往往在数月内死亡。近年来,国内外一些学者进行了一些积极的尝试并取得了一定的效果。自 1983 年日本 Surgiural 等首先报道超声引导经皮无水乙醇注射治疗(percutaneous ethanol injection therapy,PEIT)以来,该方法已广泛应用于肝癌的治疗,并取得较好疗效,但对于门静脉癌栓的 PEI 治疗报道甚少,我们认为对于不宜手术、TACE、放化疗等治疗的患者,PEI 术对延长患者生命、提高肝癌伴门静脉癌栓的整体治疗效果具有重要意义。

1. 无水乙醇治疗门静脉癌栓的作用机制

无水乙醇是一种强烈的脱水剂,将无水乙醇直接注射到肿瘤内,乙醇弥散进入细胞,使癌细胞和血管内皮细胞迅速脱水固定、蛋白质凝固变性、癌栓内血管收缩,致癌组织变性坏死,纤维化和小血管癌栓形成,从而使肿瘤细胞死亡以达到治疗目的。另外因为无水乙醇主要在肿瘤内弥散分布,不易向正常组织扩散,故对正常的肝组织影响较小。

2. 无水乙醇治疗门静脉癌栓的适应证及禁忌证

适应证:理论上位于门静脉任何部位的癌栓均可行 PEI 治疗。对于小肝癌(≤3cm)和(或)合并门静脉小分支的癌栓,PEI 治疗效果与手术切除相近,但主要用于以下情况:①严重肝病如肝功能 Child 分级 B 级以下者、肝硬化失代偿者;②多发散在癌结节;③癌肿位于第一、二肝门区大血管附近不能切除或癌肿位置过深,估计手术将严重影响肝功能而进一步导致严重不良后果者;④肝癌术后复发或术后出现门静脉癌栓者,不宜再次手术或拒绝手术者;⑤不能耐受手术及麻醉者,或因高龄(>70 岁)手术潜在危险性大者;⑥不适于手术、TACE、射频消融、放疗、化疗等其他治疗者;⑦与其他治疗方法联用,如手术、TACE、射频、放疗等以提高疗效等。

禁忌证:PEI 治疗肝癌伴门静脉癌栓无绝对禁忌证,但以下几种情况均应视为禁忌证。①乙醇过敏;②严重出血倾向,如血小板≤40×10^9/L;③阻塞性黄疸;④中到大量腹腔积液;⑤癌栓位于门静脉达主干、下腔静脉者;⑥远处转移;⑦严重心肺脑肾等疾病,一般情况极差,具有恶病质者。

3. PEI 治疗 PVTT 的技术方法

(1)术前准备

1)患者准备:术前常规行超声、CT 或 MRI 等影像学检查及血清 AFP 等实验室检查,确定肝癌及门静脉癌栓的诊断,确定癌肿数目、大小、部位及门静脉癌栓的部位、范围等作为定位的依据。术前血常规、肝肾功能、凝血功能检查等确定 PEI 的适应证及禁忌证。部分学者强调,PEI 治疗前,应常规做经皮穿刺瘤灶及门静脉栓子穿刺活检,以确定病灶及栓子性质。

2)器械准备:彩色超声诊断仪,普通凸阵探头或穿刺探头,22G PTC 针与 21G 多孔针。

(2)超声介入治疗方法

1)超声定位选择穿刺点:选择超声显示癌块及门静脉癌栓最清晰、离体表最近或较近的位置时的体位及穿刺点。

2)消毒与麻醉:常规消毒穿刺点周围皮肤 20～30cm 的范围,铺无菌巾,2% 利多卡因局麻。

3)穿刺及注射方法

a. 通常采用 22G PTC 穿刺针,管径小,出血少,损伤小。

b. 嘱患者平稳呼吸或屏气,穿刺针从探头(用 75% 乙醇擦拭)端侧的定位标记处穿刺进入肝内,观察针尖回声,在超声监视下缓慢前进,至 PVTT 前用突破力快速穿过门静脉壁进入栓子内,再缓慢注入无水乙醇,此时,见强回声的无水乙醇流线沿癌栓扩散,至乙醇弥散整个癌栓实体后,穿刺针迅速退出门静脉,再缓慢退出肝脏(图 8-10～图 8-14)。

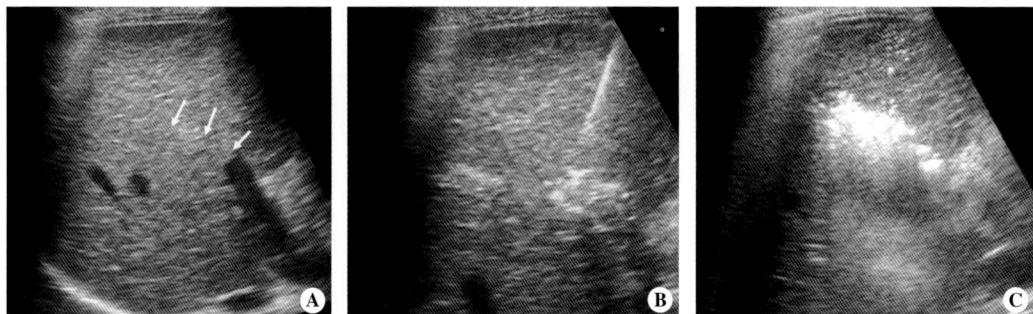

图 8-10 门静脉右前支癌栓 PEI 介入治疗示意图

A. 癌栓治疗前,门静脉右前支充满实体回声(箭头所示);B. 介入治疗中;C. 治疗后呈条状强回声区

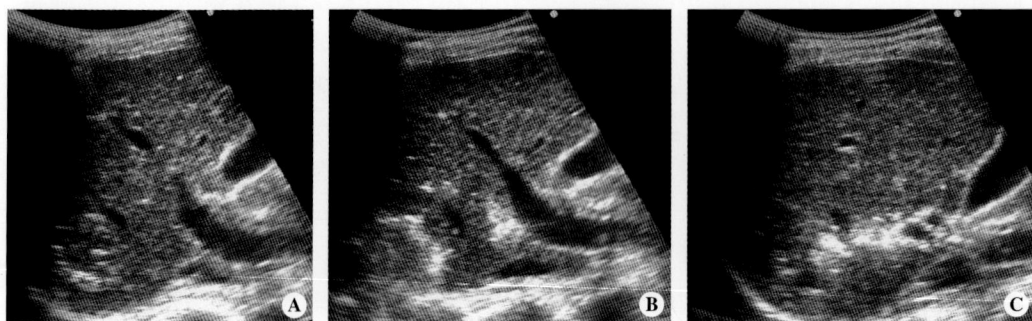

图 8-11 门静脉右后支癌栓 PEI 介入治疗示意图

A. 癌栓治疗前,门静脉右后支充满实体回声;B. 介入治疗中;C. 治疗后呈条状强回声区

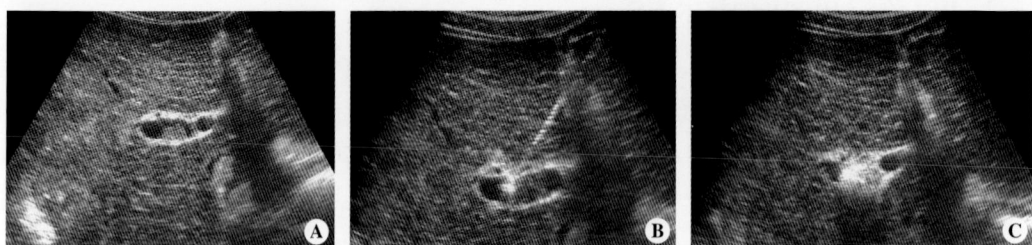

图 8-12 肝癌门静脉左支横段癌栓

A. 管腔内见癌结节;B. 介入治疗中;C. 介入治疗后,呈强回声结节

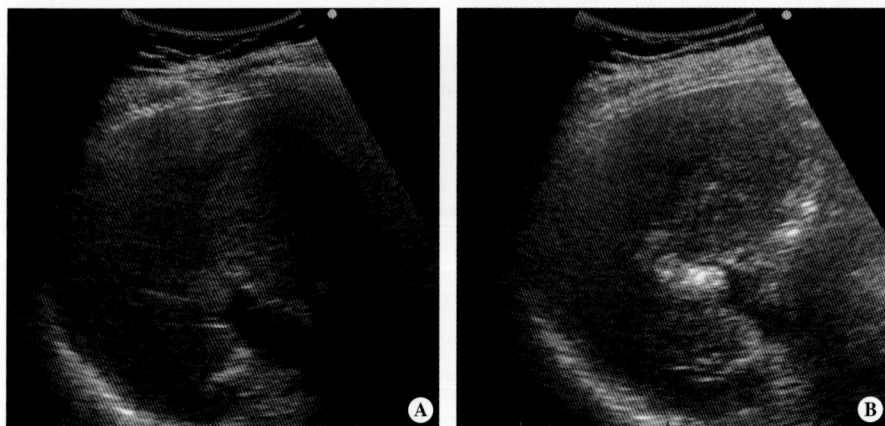

图 8-13 肝细胞癌门静脉右前支及部分右支癌栓

A. 治疗前门静脉右前支及部分右支管腔内见等回声实体;B. 治疗后呈条状高回声

c. 注射无水乙醇过程中密切观察患者的面容、呼吸节律、监测脉搏、血压,并观察和询问患者能否耐受,若患者不能耐受则减少注射量或停止注射,并给予相应的对症处理,并延长注射间隔时间。所有患者于介入治疗后留察 30~40 分钟,测量血压及脉搏,观察患者有无发热、疼痛、出血与气促等不适与并发症,无特殊异常后方可离去。

4) 疗程:每 5~7 日注射 1 次,4~8 次为一疗程,如癌栓长度大于 5cm 或充满型需分点注射,每次治疗前复查肝功、AFP 和超声,注射量与注射间隔时间需根据患者具体病情及治疗后反应的不同而定。每个疗程结束后,观察 2~3 个月,观察期间,每 2~4 周复查一次肝功

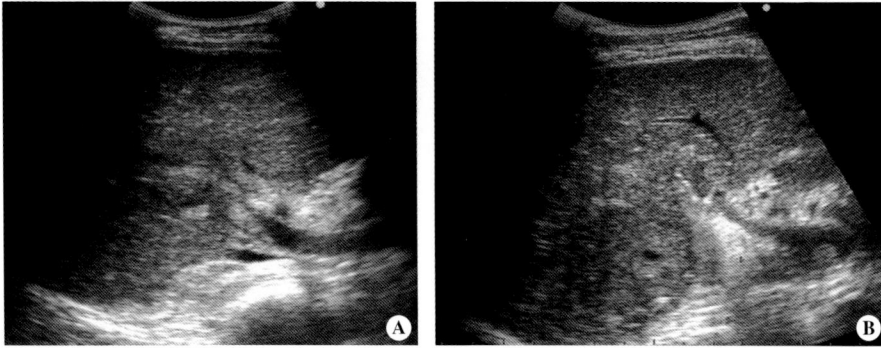

图 8-14　肝细胞癌门静脉右支癌栓
A. 门静脉右支内见实体回声；B. 治疗后呈条状高回声

能、血常规、AFP 和超声，若 2 个月后肿瘤和门静脉癌栓缩小不明显或 AFP 不能降至正常，且肝功能和血常规均正常，需进行下一个疗程的治疗（图 8-15~图 8-21）。

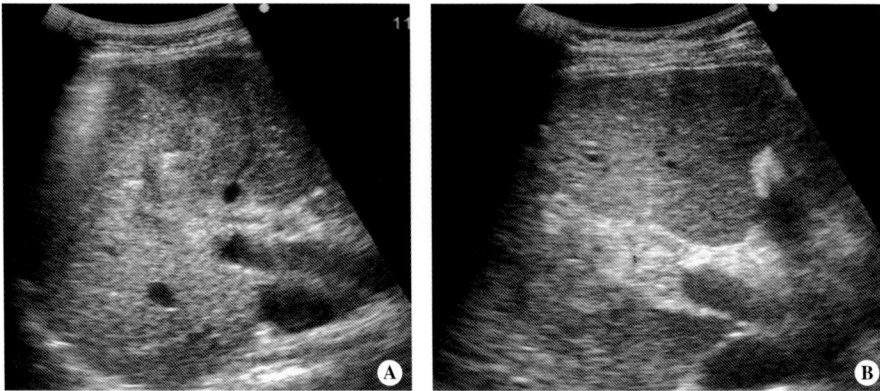

图 8-15　肝细胞癌门静脉右支癌栓
A. 门静脉右支内见实体回声；B. 治疗后呈条状高回声

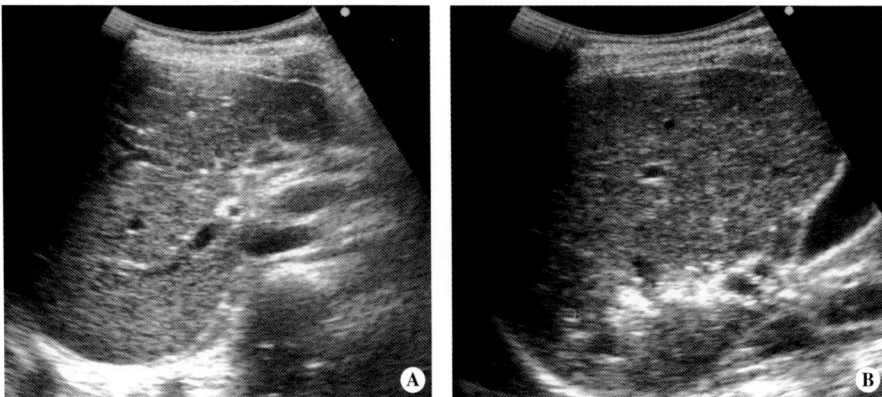

图 8-16　肝细胞癌门静脉右后支癌栓
A. 门静脉右后支内见等回声实体；B. 治疗后呈条状高回声

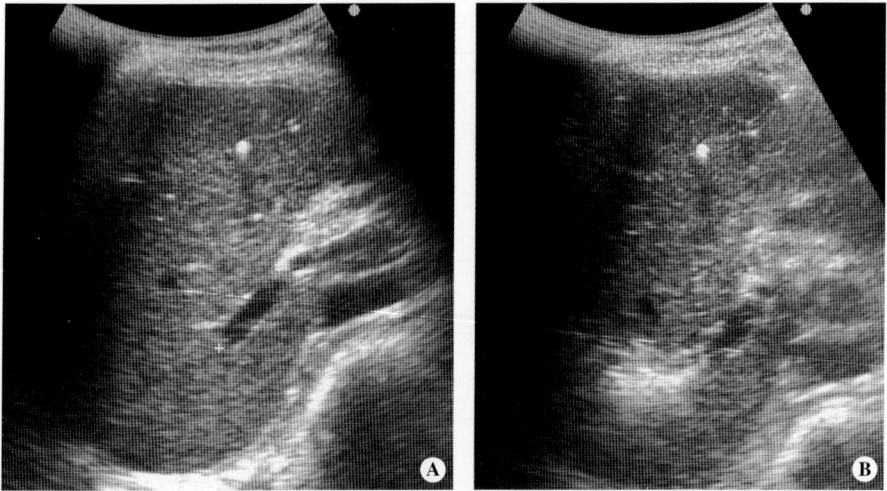

图 8-17　肝细胞癌门静脉右后支癌栓

A. 门静脉右后支内见等回声实体;B. 治疗后呈条状高回声

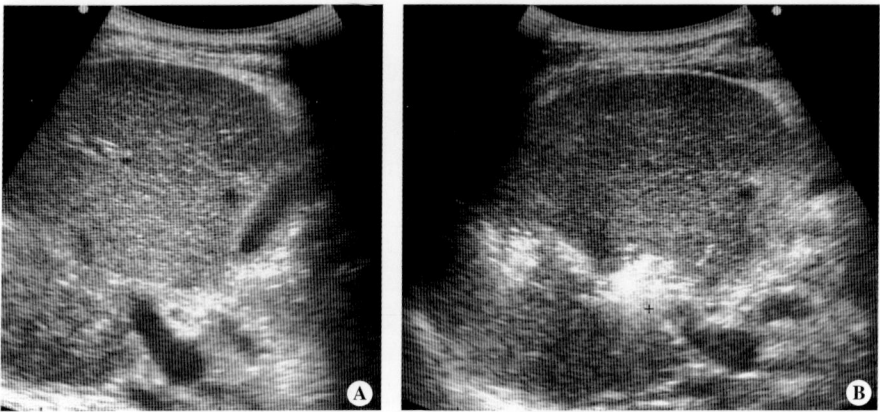

图 8-18　肝细胞癌门静脉右前支及部分右支癌栓

A. 治疗前门静脉右前支及部分右支管腔内见等回声实体;B. 治疗后呈条状高回声

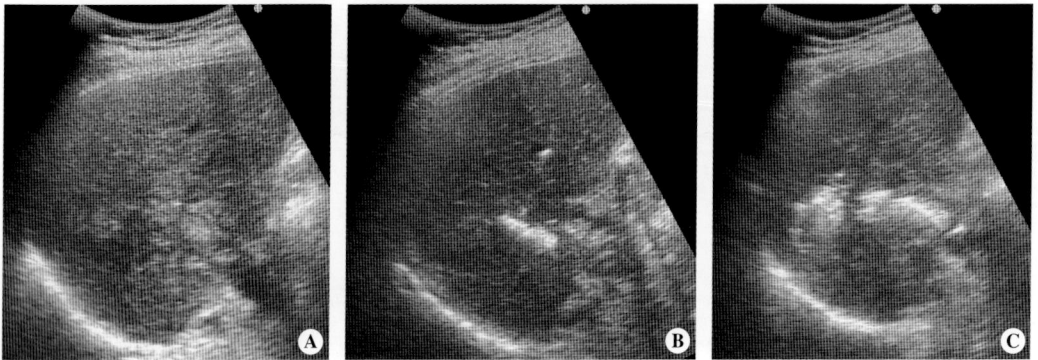

图 8-19　肝细胞癌门静脉右支及右前支癌栓

A. 治疗前门静脉右支及右前支管腔内见等回声实体;B. 介入治疗中;C. 治疗后呈条状高回声

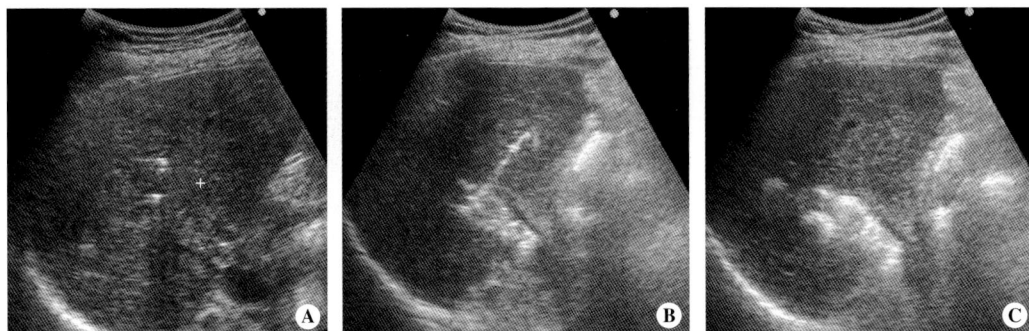

图 8-20　肝细胞癌门静脉右支及右前支癌栓
A. 治疗前门静脉右支及右前支管腔内见等回声实体；B. 介入治疗中；C. 治疗后呈条状高回声

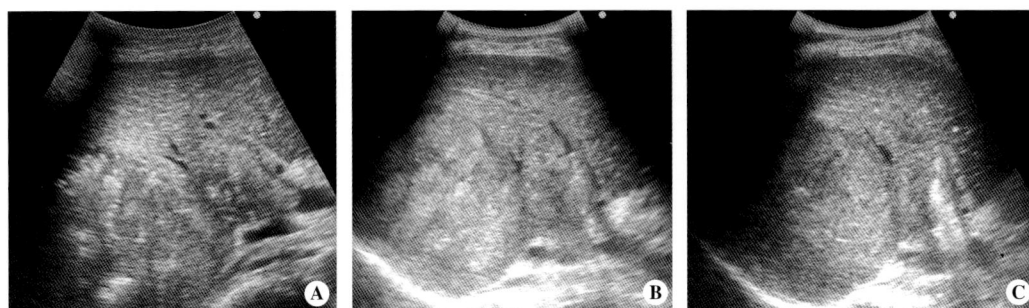

图 8-21　肝细胞癌门静脉右支及右前支癌栓
A. 治疗前门静脉右支及右前支管腔内见等回声实体；B. 介入治疗中；C. 治疗后呈条状高回声

（3）注意事项

1）肝门静脉系统伴行胆管与丰富的神经等组织，因此无论门静脉穿刺或门静脉癌栓内注射无水乙醇，都将刺激上述管壁与神经；且无水乙醇渗透入周围正常肝组织引起不同程度的疼痛甚至剧痛，以致一些体质衰弱者无法坚持治疗，故门静脉癌栓穿刺技术要求高，力求准确无误地一次穿入癌栓，避免多次重复穿刺门静脉，造成疼痛加剧或出血。

2）穿刺门静脉癌栓时，先穿刺癌栓头部，以阻止癌栓向主干方向发展；在注射乙醇时应缓慢逐渐推注，尤其在第 1 或 2 次注射时更是如此。必要时可同时肌内注射止痛药物。此外，每次不宜注射过量无水乙醇，一般每次 2～4 ml 为宜。

3）在超声引导穿刺时，应选择普通探头更适宜，采用普通探头引导端侧斜行进针，比专用的穿刺探头更具操作简便灵活，穿刺部位准确，可及时调整方向等许多优点，而且探头可上下滑动，左右摆动倾斜，同时端侧进针穿刺角度也可随时调整，这样可多点多部位进行注射，于显示屏上可清晰显示图像与进针全过程及针尖到达的部位。

（4）疗效评估方法及随访：所有病例治疗后均应观察肝功能与 AFP 情况，随访 1～3 年。

1）血清学随访：AFP 是肝癌伴门静脉癌栓的敏感性指标，观察患者血清 AFP 的变化可提示疗效和转归。大多数 AFP 阳性患者治疗后转阴或测值减少，若 AFP 持续不降甚至上升而未发现肝内及其他器官癌灶者，则可能为癌灶周围门静脉癌栓形成。

2）超声随访：以癌栓缩小、消失或停止发展与癌栓内血流信号消失、超声造影门静脉栓子无增强为近期治疗有效（图 8-22）。

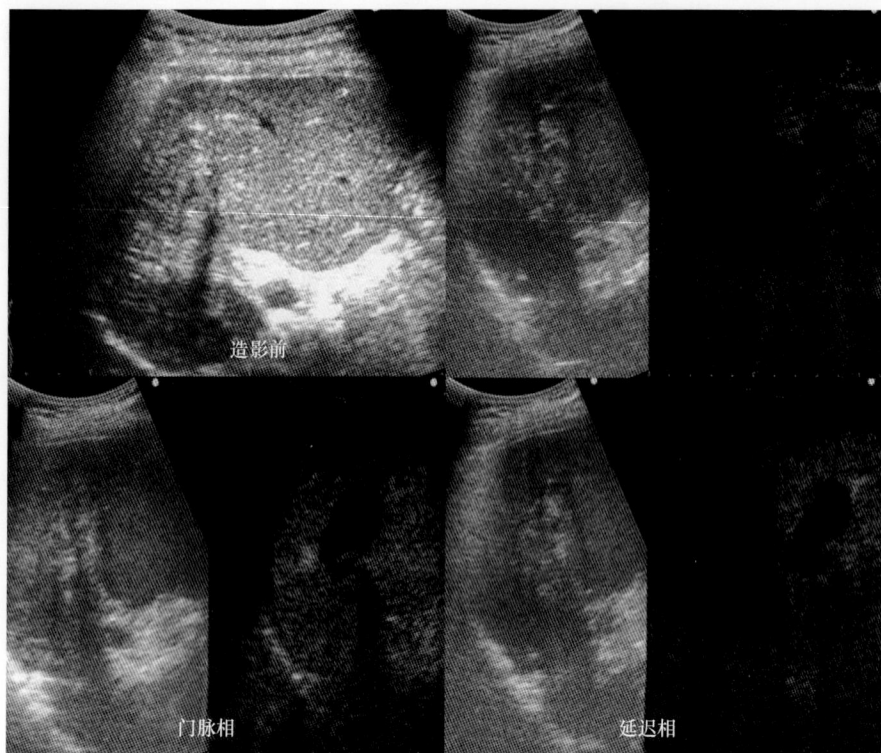

造影前

门脉相

延迟相

图 8-22　门静脉癌栓

PEI 治疗后超声造影呈"充盈缺损"表现

3）CT 和 MR：癌栓坏死 CT 上为低密度影，增强 CT 无增强表现，如有强化则提示癌组织存活。MR 的价值同 CT。

4）活检：为判断癌组织是否存活的"金标准"，但需注意某一点的穿刺活检结果并不能代表整个癌栓的情况，也不如其他检查简便易行。

5）疗效：患者生存率是评价疗效的最终依据。我们对 78 例门静脉癌栓行超声引导下无水乙醇注射治疗，结果 65 例（83.3%）有不同程度的改善，其中 30 例（38.5%）癌栓消失，35 例（44.8%）表现为癌栓缩小或停止发展，1 年、3 年、5 年的生存率分别为 78.5%、40.3%、27.6%，表明只要不是弥漫或填满型或严重肝硬化伴严重门静脉高压致门静脉高度曲张者，一般均可行超声引导下 PVTT 穿刺无水乙醇注射治疗，可望取得一定疗效，为延长患者生命提供一条新的途径。

我们对 15 例 PVTT 采用超声引导门静脉和肝动脉穿刺注射无水乙醇治疗，其 1 年、2 年、3 年生存率高达 86.7%、69.2%、44.4%。与门静脉 PEI 治疗比较近期疗效差异无显著性意义（$P>0.05$），随访 1 年、2 年、3 年的生存率门静脉和肝动脉双介入组明显优于单纯门静脉介入组（均 $P<0.05$）；表明单纯门静脉 PEI 可能由于癌栓的血供未被完全阻断，易残留癌细胞引起复发与转移有关。

郭佳等对60例原发性肝癌合并门静脉癌栓患者行超声介入无水乙醇加化疗药物注射治疗,38例(63.3%)患者癌栓缩小或消失,其中门静脉1级癌栓缩小最显著达94.4%(17/18),门静脉2级癌栓缩小率为76%(19/25),3级癌栓7例患者中只有2例癌栓缩小,缩小率为28.6%。

(5)PEI和其他治疗方法的综合应用:PEI和其他治疗方法联合应用,相互取长补短,对延长患者生命具有重要的意义。

四、肝癌伴门静脉癌栓的其他治疗方案

1. 联合 TACE 治疗肝癌伴门静脉癌栓

1976年Goldstein等首先报道了经导管动脉化疗栓塞TACE治疗肝恶性肿瘤,为肝癌的临床治疗开辟了新途径。碘油经肝动脉注入,主要沉积在肿瘤血管、肝窦和附近肝组织,能有效减少肿瘤血供,使肿瘤缺血、缺氧而坏死。TACE技术临床应用广泛,已经成为肝癌非手术治疗的重要手段之一。虽然TACE的广泛应用改善了肝癌患者的生存状态,但其远期生存率仍不能令人满意,这与肝癌易发生侧支循环血供、门静脉供血,以及TACE本身存在局限性有关。大量研究表明,TACE治疗肝癌的肿瘤完全坏死率仅10%~30%,在肿瘤边缘或门静脉癌栓内常有癌细胞残留,这成了日后肿瘤复发与转移的根源。

肝细胞癌合并门静脉癌栓PVTT的发病率高达62.6%~90.2%,预后差,未经治疗者中位生存期仅约4个月。TACE治疗肝癌合并门静脉癌栓具有一定疗效,易玉海等采用TACE治疗肝癌合并门静脉癌栓结果表明,门静脉癌栓消失率为38.0%,患者1年生存率为36.0%,3年生存率为8.0%。研究表明,TACE联合局部消融如射频消融、微波固化、经皮无水乙醇注射、粒子植入等治疗肝癌可使肿瘤坏死更加彻底。各种局部消融方法均有其优缺点,PEI治疗肝癌可使肿瘤细胞及肿瘤血管内皮细胞迅速脱水、蛋白变性凝固,小血管闭塞,使肿瘤坏死,适合较小体积肝癌,尤其是直径<3cm的小肝癌的治疗,其疗效可与外科手术相媲美,且操作简便,创伤小,费用低;PEI治疗的主要不足是需要多次注射,部分患者疼痛较明显,对于较大肿瘤治疗效果欠佳等。射频消融通过高频率的射频波使肿瘤组织产生高速离子振动和摩擦而转化为热能,使肿瘤发生变性坏死。射频消融在肝癌局部消融治疗应用广泛,高热可使肿瘤周围血管组织凝固,防止肿瘤转移,热效应可增强机体的免疫力,同时坏死组织吸收可激发机体的抗肿瘤免疫;射频消融可增加肿瘤组织对化疗药物的摄取,延长药物在肿瘤组织内滞留,并且增加对化疗药物的敏感性,联合TACE治疗可明显提高肿瘤消融率;[125]I粒子植入可持续照射破坏肿瘤细胞DNA双链,使肿瘤细胞失去繁殖能力;在超声或CT引导下注射到肝癌或门静脉癌栓内,安全性好,对正常肝组织无明显影响。张辉等采用TACE联合粒子植入治疗27例肝癌合并PVTT,完全缓解2例,部分缓解16例,无变化6例,进展3例,总有效率66.7%,术后随访6个月,除1例死于远处转移外,其余患者均存活。

2. 射频消融治疗

1990年McGahan和Rossi分别报道了使用原始电极射频灭活肝癌组织的动物实验。随后,随着电极等技术的改进,射频消融组织灭活范围扩大,当局部温度升高到45~50℃时肿瘤活体细胞蛋白质产生变性,温度达到70℃时肿瘤发生凝固性坏死,100℃时肿瘤组织发生脱水、碳化,达到灭活肿瘤的效果,已经广泛应用于肝癌局部消融治疗。

肝癌合并门静脉癌栓已属晚期,临床上根据癌栓分型不同选择不同的治疗方法,如外科手术切除、TACE、放射治疗、局部消融等,一般多选用多种方法联合治疗。郑加生等采用经皮射频消融+经导管肝动脉化疗栓塞术为主,必要时联合经皮无水乙醇注射及三维适形放疗治疗合并门静脉癌栓的原发性肝癌38例,总体完全缓解率为42.11%(16/38),部分缓解率为15.79%(6/38),稳定率为2.63%(1/38),进展率为39.47%(15/38),表明该治疗方法安全,疗效好。但门静脉癌栓沿血管生长,多呈长条形,采用普通射频消融治疗较困难。最近,伦敦帝国大学Habib教授发明了一种针对门静脉癌栓的射频消融导管,先经皮经肝穿刺门静脉置入门静脉癌栓进行消融,再使用球囊扩张门静脉,使门静脉血流恢复,肝血流灌注明显改善。目前应用该技术治疗病例仍较少,其有效性、安全性等仍在进一步研究中。

(林礼务　林振湖)

第九章　超声介导注射无水乙醇量化治疗肝癌的注意事项及可能出现的并发症

超声引导下无水乙醇注射治疗肝癌病灶，其关键之处在于尽可能使无水乙醇弥散、包绕整个肝癌病灶确保肿瘤组织全部坏死从而达到治疗目的。对于小肝癌(直径<3cm)，超声引导穿刺时可穿刺入肝癌病灶中心，在同一点注射无水乙醇基本上就能使其弥散整个病灶，然而大肝癌则应穿刺到肿瘤深部(根据穿刺点而定，即远离体表穿刺点为深部)，然后边注射边退针，逐步向肿瘤中心及肿瘤浅部注射，尤其是肿瘤周边应注意无水乙醇是否充分弥散。如观察到有无水乙醇弥散缺损区，则应调整切面重新穿刺注射，通常需要通过多个穿刺点、多个平面注射。需注意的是，如患者发生不可缓解的疼痛等相关不能耐受因素时应停止注射，无水乙醇缺损区则应下次再行重点注射治疗。另外，注射时如发现无水乙醇沿着针道逆流，应缓慢注射或停止注射，等已注射的乙醇弥散后再继续，体积较大的癌肿病灶多次治疗后可发生纤维隔导致注射无水乙醇阻力大时可小幅度调整针尖的位置或方向后再进行注射。注射结束后，穿刺针应在原位停留1~2分钟等无水乙醇弥散后再拔针，如癌肿病灶体积较大可采取逐步分段拔针，此举可防止由于快速拔针而引起无水乙醇溢出腹腔而致剧烈腹痛。治疗结束后，应仔细观察患者的生命征如脉搏、血压等，患者一般情况稳定方可离开。部分患者PEI介入治疗后肝功能(主要是转氨酶)可轻度升高，此情况主要发生在肝癌体积较大伴肝硬化背景、无水乙醇注射量较大时，如出现此情况，继续治疗时无水乙醇的量应个体化，治疗后可服保肝药。

与原发性肝癌相比，复发性肝癌更多合并肝硬化与门静脉高压，一方面，由于病情迁延加重肝硬化；另一方面，发生HCC后又可由于肿瘤压迫肝小叶中央静脉，造成门静脉高压加重。对于合并门静脉轻度高压的复发性肝癌PEI治疗效果良好，可采用量化治疗方法。对于合并中度门静脉高压的复发性肝癌只要肝功能分级属于A、B级，PEI仍为良好的治疗方法，不过对于肿瘤超过3cm或肿瘤结节个数过多者要注意掌握剂量。应注意的是合并重度门静脉高压的复发性肝癌，要严格根据病情行PEI治疗，注意与保肝治疗相结合，适当以少剂量乙醇注射，并适当延长治疗时间(即增加注射次数)。特别是出现腹腔积液时更要严密观察病情，应注意给予支持与保肝治疗，待腹腔积液减轻后再适当行PEI治疗，这样仍可取得良好效果、提高患者的生存率。另外，伴发门静脉癌栓是复发性肝癌的重要病理生物学特性，而一旦并发PVTT，病情常迅速恶化，可引起急性门静脉高压，导致食管静脉曲张破裂出血、严重腹腔积液或肝衰竭等严重并发症，对合并PVTT的复发性肝癌治疗时，除了对肝内癌结节治疗外，尚需积极治疗PVTT，这给治疗带来了困难。值得一提的是，肝癌复发除了异位复发，还有原位复发。原位复发指的是肝癌病灶经非手术治疗未全治愈，残留的癌细胞复发，由于肝癌病灶曾治疗过，病灶内富含纤维隔成分，这影响再次治疗时无水乙醇的弥散，因此治疗时常需多点、多方位治疗弥补无水乙醇弥散受限的不足，而且由于二维彩超难于区别原位复发病灶内坏死组织部分与有活性癌组织的部分，治疗前需行超声造影检查以明确病灶中有活性癌组织的部分，有利于明确穿刺治疗的病灶部位。复发性肝癌常位于肝包膜下,因此行 PEI 时应注意操作技术,先穿刺1~2cm的正常肝组织再进入肝癌病灶,不应直接穿刺入癌肿病灶,并力争准确一次穿刺成功,拔针前停留时间应适当延长(1 分钟左右),使乙醇完整渗透并逐步退针,或将多余乙醇抽吸,以减少乙醇渗漏到肝外。

和转移性肝癌不同的是,原发性肝癌常发生在肝硬化的基础上,其癌肿病灶周边的肝组织较硬,而转移性肝癌常发生在较柔软的正常肝组织的病灶,超声引导穿刺即将进入癌肿病灶时更容易滑脱,因此在穿刺时需快速、突击用力穿刺以确保穿刺针顺利进入病灶。其他的注意事项与 PEI 介入治疗肝癌基本一致,对于前次治疗中因病灶内含纤维隔而无法充分弥散的无水乙醇缺损区应重点注射治疗,应缓慢注射速度或停止注射一段时间后等先前注射的乙醇弥散后再注射以防止无水乙醇沿着针道逆流等。需指出的是,肝内转移病灶系由原发病灶转移而来,因此需建议患者在治疗间期内短间隔(建议 1 个月)定期复查肝及原发病灶的脏器。另外,PEI 介入治疗转移性肝癌其适应证明显较原发性肝癌受限,其治疗是建立在原发病灶可以治愈且肝癌病灶体积大小、数目适合;另外门静脉无癌栓、肝功能等级、凝血功能均基本正常,且除了原发病灶及肝内转移病灶尚未发现其他器官转移病灶的基础上,具体概括如下:①原发病灶可以行手术切除予以根治性治疗;②直径<3cm 的小转移性肝癌、癌结节数目<3 个或单发癌肿病灶直径在 5cm 以内。

超声引导下注射无水乙醇治疗门静脉癌栓的注意事项包括以下几个方面:①肝门静脉系统伴行胆管与丰富的神经等组织,行门静脉穿刺或门静脉癌栓内注射无水乙醇将刺激门静脉管壁及伴行的神经,可引起不同程度的疼痛甚至剧痛,以致一些体质衰弱者无法坚持治疗,故门静脉癌栓穿刺技术要求较高,力求准确无误地 1 次穿入癌栓,避免多次重复穿刺门静脉,造成疼痛加剧或出血;②门静脉癌栓生长的一个显著特点为沿门静脉内壁离心式向门静脉主干方向发展,因此治疗门静脉癌栓时,应先治疗癌栓头端(即靠近门静脉主干端),以阻止癌栓向主干方向发展;③在超声引导穿刺时,更适宜选择普通探头,采用徒手穿刺法,由于普通探头更具操作简便灵活性,探头可上下滑动、左右摆动倾斜及时调整方向等许多优点,有利于多点、多部位进行注射,有利于显示进针全过程以及针尖到达的部位;④在注射乙醇时应缓慢逐渐推注,尤其在前 1 或 2 次注射时更是如此,以减少患者疼痛,必要时可同时肌内注射镇痛药物。此外,每次不宜注射过量乙醇。一般每次 2~4ml 为宜。

PEI 介入术治疗肝癌不良反应与并发症较常见的有疼痛、发热、肝功能损害,患者治疗间期发热,其发生机制尚未清楚,推测可能与肿瘤组织坏死有关,一般多为低热,只需对症治疗即可,个别病例可服用退热药;疼痛部位常在穿刺点、腹部,偶可在肩部,一般无须特别处理,只需嘱咐患者静卧半小时以上可自行缓解,如患者疼痛无法忍受,可行吸氧、静脉注射止痛药;而肝功能损害常为一过性,疗程结束后复查多为正常或较前明显好转。另外,部分患者对无水乙醇不耐受,治疗后偶可出现醉酒状态,甚至出现肝功能受损迹象,一般无须特殊处理,治疗后可自行好转。需指出的是,无水乙醇治疗肝癌可诱发患者其他疾病如冠心病、高血压、糖尿病的发作,笔者在临床实践中发现,曾有几例糖尿病患者在治疗过程中出现低血糖症状,因此应严密观察患者以便早期发现并对有基础疾病患者采取个体方案治疗,有利于减少并发症的发生。需注意的是,由于复发性肝癌的病情多迁延,体质也较差,在 PEI 治疗时更应严密观察。至于超声引导下 PEI 介入治疗门静脉癌栓,其最大的并发症是疼痛,常需吸氧或注射止痛剂等才能缓解。

(林振湖)

第十章 PEI量化介入治疗肝癌的随访

肝癌患者PEI量化介入治疗疗程(短期疗效判断为治愈)结束后并非等于治疗完全结束,定期复查,动态了解患者的全身状况非常重要。患者定期随访,即使有复发,由于早期发现,亦可及时获得有效治疗(行PEI介入治疗或其他适宜的治疗)从而延长生存期,提高患者的生存率。为了让患者能够接受随访,应充分解释随访对治疗的重要意义,并说服患者积极配合,定期与患者联系,询问患者治疗近况,关心、体贴患者以减轻患者的精神压力使患者能信任医生并配合随访及治疗。需指出的是,为了更有利、更有益、更有意义的随访,收集的资料并非只包括治疗后患者全身情况的资料,还应包括治疗前及治疗中患者的资料。

1. 患者治疗前资料的收集

由于患者的病情不同且不同患者存在个体差异,治疗前详细记录患者的一般情况及病灶情况,并保留记录在档案中,这些全面、可靠的资料短期内有利于医生了解病情,对于指导治疗方案有重要作用,为评价疗效、分析并发症提供有效的信息,对于科研工作、总结经验等均有重要帮助。

目前患者治疗前资料的收集常常存在资料不完整、可靠性差等问题,为此笔者有以下几点建议:①患者接受治疗前应有确诊肝癌的明确资料,应有的检查项目包括AFP(转移性肝癌还需检查CEA等)、病理检查资料(即使影像诊断明确,可于第一次治疗时行此项检查,有利于了解肝癌的组织学类型、分化程度,最主要是提供肝癌的确诊资料)、超声检查资料(有条件者尽可能有超声造影检查)、CT及MRI等资料,以保证资料的完整性、准确性,便于治疗后的随访及疗效判断;②必要的实验室检查包括肝功能(最好是生化全套检查)、血常规、凝血功能检查,且为近期(不超过1个月)的检查结果,特别是伴有肝硬化的肝癌患者更需检查,并对患者进行肝功能分级,如患者伴有其他疾病还应行相关检查,如糖尿病患者还应有血糖等资料以了解患者全身状况;③应详细询问患者既往病史及治疗病史,如接受PEI介入治疗前有过其他治疗,应详细记录方案、时间、次数、疗效等,在采集病史过程中,最好患者及亲属均在场,有利于资料记录的完整性及准确性;④治疗前应详细记录病灶的位置(包括是否与门静脉等管道毗邻等)、大小、个数及彩色血流情况(或超声造影病灶增强情况),有无合并门静脉癌栓,尽可能附图,有条件应把患者治疗前后所有的影像学检查资料整理并保存,这些信息有利于了解患者病情,亦有利于今后的科研工作;⑤每次治疗前应记录患者脉搏、血压等生命征,特别是第一次治疗更应详细记录;⑥非常重要的一点是,治疗前应让患者签署手术知情同意书,主要是向患者及家属讲解治疗经过(第一次治疗时,需详细解释操作过程及可能发生的危险和并发症)及注意事项,告诉患者PEI治疗后应注意的事项,出现并发症应如何处理,特别是应签署治疗同意书及授权同意书以保证此次治疗在法律上的合法性。

2. 患者治疗过程中资料的收集

患者接受PEI介入治疗后应密切观察病情,记录患者治疗过程中出现的一些特殊或意外情况,记录患者每次治疗后病灶情况(主要是大小、彩色血流情况)、注射的无水乙醇量等情况,详细记录在案,这些信息对于总结经验及制订再次治疗时应注意的事项、判断是否因出现意外情况而影响了规范化治疗等有重要意义。为了便于病患的随访,治疗过程中应记录以下内容:①PEI 介入治疗肝癌不是一次注射就能结束疗程的,通常需要多次穿刺介入治疗,为了更好地了解治疗情况,应定期复查 AFP;②应详细记录治疗病灶的个数、位置,大小,特别是每次注射无水乙醇后消融区的大小,是否达到了量化标准,还应记录每次注射无水乙醇的量;③患者在治疗过程中是否出现不良反应,采取了何种补救措施,最后结果如何;④治疗过程中最重要的一个环节是患者每次治疗图像及相关资料的收集及存储管理,应在专用的电脑创建每个患者的文件夹,并存入每次治疗前、后的图像资料,并注明治疗的时间,方便检索。对于其他检查化验报告,应按检查时间顺序整理收藏,多个患者的资料按姓氏顺序排列;⑤疗程中的最后一次治疗应对治疗短期疗效进行评价,评价的手段主要是 AFP 是否降至正常,行超声造影或增强 CT 或 MRI 检查以了解治疗后肝癌病灶的增强情况。

3. 疗程结束后随访工作的开展

患者治疗后随访看似不那么重要,其实它是 PEI 介入技术水平不断提高的源泉,是科研及教学工作的基础,需要医务人员的长期协作,更需要患者的密切配合,根据实际需要完成相关资料的收集与录入,才能不断取得 PEI 介入治疗的相关经验,更好地提高 PEI 介入水平,从而取得更好的疗效。

患者疗程结束(影像学疗效评价为治愈)后,应记录患者的联系方式(患者本人、患者亲属等电话)以方便今后随访,且应由具有临床经验的医师告知患者如何复查及随诊,应重点解释随访对于治疗的意义,让患者充分理解随访的重要性以尽可能保证让所有患者来随诊。患者随诊后,应有专门的医生详细记录治疗后患者所有的实验室化验结果及影像学检查结果,并为患者详细解释结果。对于不能及时或因特殊原因未来随诊的患者,应定期电话联系询问病情,最低限度地减少失访率。

(1) 随访时间间隔的确立:PEI 介入治疗后,应定期有计划地进行随访,因此确立随访时间间隔尤为重要,但间隔多长时间随访是科学、有效的,目前没有公认的标准,笔者参考不同方式治疗肝癌的相关文献及指南,并结合患者自身情况(肿瘤大小、病灶个数、肝功能、是否合并肝硬化及是否顺利完成量化治疗标准)进行随访。一般 PEI 介入治疗 2 周后开始第一次复查,并再次行 AFP、超声造影等检查判断病灶治疗疗效,如发现残留应即行 PEI 补充再治疗,以后第一年每个月随访 1 次,第二年每 2 个月随访 1 次,自第三年开始每 3 个月随访 1 次。需指出的是,随访应严格按照计划进行,但在实际执行中,常有小部分患者由于各种原因而未能及时随访,常导致检出复发性肝癌时失去了治疗的良机,对于此部分患者应电话联系,动员患者随诊,如确有困难应建议其到邻近下级医院检查,并汇报检查结果。

(2) 应随访的内容:随访最重要是判断患者治疗后病灶是否消融彻底,有无复发,是否存在肝外转移以及患者的一般情况等,因此随访应包括影像学检查及实验室检查等。

1）影像学随访：患者随诊时，常规行彩色多普勒超声检查，观察治疗后病灶的大小、回声变化、血流情况等，初步判断肝癌有无局部复发、肝内有无新发病灶，是否有肝外转移等，由于其无法准确提供治疗后病灶的血流灌注情况，还应行增强 CT 或 MRI 或者超声造影检查，可有效、彻底地判断病灶是否完全消融，当其中一种检查怀疑消融不彻底或者有新病灶复发时，应再行另一种影像学检查，影像学互补可提高正确诊断率，对于还仍难于确诊的病灶需密切随访观察。需强调的是，影像学检查除了对肝内治疗后病灶进行检查，还需定期全身检查，以排除肝外转移可能。笔者参考相关文献与书籍，将影像学判断 PEI 介入治疗肝癌的不同疗效标准初步定义如下：①完全消融，即 PEI 介入治疗 1 个月后复查，影像学检查示病灶消融区完全原位灭活；②消融不彻底，即 PEI 介入治疗 1 个月后复查，影像学检查示病灶消融区周边有异常增强区域；③局部复发，即影像学检查检出新病灶，复发病灶位于原发病灶周边或同一肝段；④异位复发，即影像学检查检出新病灶，病灶与消融病灶位于不同肝段或在不同肝叶；⑤肝内多发转移，即影像学检查检出新病灶，并在肝内弥漫散在分布，结节常大小不等；⑥肝外转移，即影像学检查于肝之外检出新病灶，根据相关临床病史甚至病理组织学检查考虑为肝癌肝外转移；⑦肝内、外转移，即影像学检查与肝内、肝外检出新病灶。对于完全消融患者，只需继续下个周期随诊，无须特别处理，然对于消融不彻底或原位复发或异位复发患者，应马上行 PEI 补充治疗，对于肝内多发转移、肝外转移、肝内外转移患者则只能视患者自身情况行其他适宜治疗，不宜再行 PEI 治疗。

2）实验室检查：对于所有原发性肝癌患者，均需按随访时间定期检查 AFP，AFP 对于肝癌复发有较高的敏感性，如果 AFP 上升至诊断水平，应高度怀疑复发或者原治疗病灶消融不彻底，应彻底进行影像学检查，包括详细观测肝内外脏器、门静脉系统、特别是治疗后的病灶，即使影像学检查阴性，也应大大缩短其随访间隔时间，建议每 2 周复查一次。还需注意的是，部分患者在随访过程中可发现 AFP 水平虽然没达到诊断标准却不断增高，然而影像学检查阴性，此时应警惕亚临床期复发或者转移，应缩短随访间隔时间。造成这种情况可能有以下因素：①复发肝癌病灶在生长过程中其分化程度可发生改变，如分化程度接近正常肝细胞或分化程度非常低，其分泌的 AFP 非常低，常为正常水平；②由于肝癌起源多中心，复发肝癌病灶与原发病灶起源不同，常导致术前与术后复发其 AFP 水平不一致；③消融治疗后残留肝癌病灶与原始肝癌病灶合成 AFP 的能力不同，前者分泌水平低，常导致 AFP 升高但达不到诊断标准。另外，术后低浓度 AFP 不一定都是肝癌复发，有些可能与治疗后患者肝功能损害有关，有些则可能是肝癌伴有的慢性肝炎（绝大多数是乙肝）、肝硬化引起。总之，利用 AFP 检查监测肝癌复发是有效、可靠的，但需注意个别特殊情况，以免误诊、漏诊。对于转移性肝癌患者，更应加强检查原发肿瘤的血清标志物，如 CEA、CA125、CA199 等，特别是结直肠癌患者肝转移，监测 CEA 对于预后判断及疗效观察有重大的临床价值，密切随诊患者肿瘤标志物，可早期发现复发或新生病灶，并使复发患者得以早期治疗。另外，对于伴有肝硬化的肝癌患者，还应定期行肝功能、血常规等相关检查，并给以相应的保肝治疗。

3）详细登记随访时间：详细登记随访时间或死亡时间，有利于了解患者生存期，对于总结经验及科研有重要作用。需提出的是，治疗后并非所有患者都死于肝癌疾病本身，部分患者死于伴发疾病如肝硬化、心肌梗死，甚至有患者死于车祸等，了解患者治疗后其死因对于判断患者治疗长期疗效有重要的参考价值。

4. 患者资料的保管与储存

图像及相关资料的收集在研究 PEI 介入治疗中有重要的作用,既是指导治疗的依据,也是分析和总结治疗经验、科研、教学的重要源泉,是治疗或随访不可或缺的部分。收集资料主要包括图像资料与实验室资料的收集,应包括治疗前后超声、超声造影、其他影像学检查如增强 CT、MRI 等,其他资料主要为实验室检查资料。所有资料应有专人收集与管理。

总之,规范化的随访和 PEI 补充治疗,是 PEI 介入治疗肝癌不可或缺的重要部分,积极随访能尽早发现复发、转移,并能尽早选择适宜的再治疗,从而能有效提高患者的生存率。

(林振湖)

第十一章　PEI量化介入治疗肝癌的报告描述

为了便于不同肝癌治疗技术或不同医疗单位PEI介入治疗疗效等的比较,PEI量化治疗肝癌的报告需使用标准化术语。PEI介入治疗原发性肝癌的超声报告(即手术记录)应包括治疗前患者的基本超声检查情况、治疗过程的情况、治疗后患者的一般情况及可能的建议。每次治疗前,都应签署手术同意书及授权同意书,报告中应体现:

(1) 治疗前超声检查情况,常规描述肝癌病灶及门静脉癌栓的数目、大小、具体位置,肝癌病灶及门静脉癌栓的血流信号情况。

(2) 治疗过程情况,较简略描述治疗过程,并说明治疗过程是否顺利,如不顺利需说明原因,需记录注射无水乙醇的总量、无水乙醇在病灶内的弥散情况,并测量治疗后病灶大小,是否达到量化治疗标准,如为个体化治疗方案,则需说明原因。

(3) 治疗后患者的情况,治疗后患者的生命征,如脉搏、血压等,患者有无疼痛、呕吐等不适。需指出的是,为获得癌肿病灶的完全消融,乙醇弥散范围超出肿瘤边界是必要的,超出的部分(通常为0.5~1.0cm)可用消融边缘来描述;量化治疗肝癌后,超声所见的为肝癌病灶及消融边缘治疗后的一过性高回声区,其范围大于实际肿瘤大小,故再称之为肝癌病灶已明显不合适,建议用消融区来描述治疗后的癌肿病灶及消融边缘;需强调的是,由于常规超声对于肿瘤边界及微小癌肿病灶的检出有一定局限性,而超声造影却可准确地显示治疗前病灶的大小及数目,因此建议PEI介入治疗前应尽可能行超声造影检查以便于获得肝癌病灶较准确的大小及确定是否有其他微小癌,报告中癌肿的大小及数目以超声造影检查结果为准。

此外,应描述本次治疗是首次治疗或补充治疗或再次治疗,三者定义如下:首次治疗为肝癌病灶在发现前未经过任何治疗,第一次完整接受PEI量化治疗的疗程且被影像学及相关影像学证实为成功消融的治疗;补充治疗是首次治疗后随访发现病灶局部有残留而再次及时接受PEI治疗;再次治疗是指首次治疗消融成功,而随访过程中发现新病灶复发,针对新病灶治疗。

(林振湖)

第十二章　展　　望

肝癌是最常见的 10 种恶性肿瘤之一,经过多年的不懈努力,肝癌的诊断、治疗均取得巨大的成就,但也不是尽善尽美,以下问题是肝癌研究中的难点:①虽然小肝癌的诊断方法已取得飞速的发展,但 AFP 阴性的肝癌肿瘤标志物的研究仍未有突破性进展;②虽然影像学的进步使越来越多的小肝癌得以发现,但对肝内小结节的定性诊断及鉴别诊断仍值得进一步深入研究;③肝癌的局部治疗方法繁多,但目前很多治疗仍缺乏规范化,导致疗效不一,使医务工作者或患者难以选择;④绝大多数的大肝癌及晚期肝癌整体疗效不佳,但目前尚未找到疗效确切、不良反应小的化疗方法,各种方法的综合治疗经验与模式仍需进一步探索,特别是中西医结合治疗肝癌尚未得到应有的重视,生物靶向治疗肝癌的可行性还需进一步科学评价;⑤门静脉癌栓是影响肝癌预后的一个极为重要的因素,现有的治疗方法较多,都各有优点及不足之处,但仍未取得明显的疗效;⑥由于肝癌的生物学特性等原因,无论采用何种治疗方法,其复发率仍相当高,尤其是肝内早期复发是造成生存率低的重要原因,但复发转移的机制仍未明了,尚未在众多可能导致复发的因素中寻找到导致复发的直接因素;⑦肝癌患者原伴有的疾病如肝功能损害、肝硬化、糖尿病、高血压等继续治疗未得到足够的重视。

目前肝癌的治疗是以外科手术切除为主,结合肿瘤局部消融、经皮肝动脉栓塞化疗、放疗等多种方法的综合治疗。我国大多数肝癌患者是在乙型肝炎、肝硬化的基础上发展而来,确诊时多处于疾病中晚期,患者肝功能不好,或肝癌呈多结节性,故仅约 15% 肝癌患者可以从外科手术获益。研究表明,约 65% 以上的肝癌伴有各级门静脉分支的癌栓,约 40% 小于 2cm 肝癌已经存在门静脉侵犯。门静脉癌栓目前仍缺乏有效的治疗方法,严重影响了肝癌患者预后,也是肝癌患者 5 年生存率无法得到根本性提高的重要原因之一。虽然肝癌的治疗还存在瓶颈,但我们相信,在广大医务工作者的努力下,会在不久的将来取得突破性的进展。自 20 世纪 80 年代起,有关肝癌靶向治疗的研究逐渐兴起,至今已经发展为器官、细胞及分子水平的靶向治疗。肝癌器官水平的靶向治疗主要指在各种影像技术引导下的肿瘤局部消融治疗,包括物理消融与化学消融治疗,可以最大限度原位灭活肿瘤组织,同时保护正常重要组织结构免受破坏,已经广泛应用于临床,并且取得良好的疗效,但对于晚期病例则属于姑息治疗,远期疗效欠佳。

肝癌的细胞水平靶向治疗指利用某些细胞具有靶向肿瘤的特性,直接实施免疫攻击或作为受体细胞携带病毒载体、外源基因进行治疗,包括一些免疫细胞,如巨噬细胞、T 细胞、自然杀伤细胞等。但目前细胞水平的靶向治疗技术仍不成熟,许多关键问题仍有待于进一步研究。

分子水平的靶向治疗被认为是最有发展前景的肿瘤治疗新方法,目前研究较多的肝癌分子水平靶向治疗主要包括偶联特异性肝靶向分子的肝靶向抗癌药物治疗及直接针对肝癌细胞生物大分子的分子靶向治疗。肝靶向抗癌药物有抗体介导的免疫靶向治疗药物和受体介导的肝癌靶向药物。国家一类新药利卡汀是 ^{131}I 与美妥昔单抗的偶联物,经肝动脉插管到肝固有动脉或肿瘤供血动脉后注入药物,可与分布在肝癌细胞膜蛋白中的 HAb18G 抗原结合,将其荷载的放射性碘输送到肿瘤部位,具有一定的抗肝癌作用,但价格比较昂贵,今后仍需积累较大量的临床研究资料以进一步评价其疗效。

受体介导的肝靶向抗癌药物以肝细胞表面存在的特异性结合受体为靶标,将抗癌活性药物与受体的特异性配体偶联形成抗癌复合物。目前研究较常用的受体有去唾液酸糖蛋白受体、甘露糖受体、脂蛋白受体、甘草酸/甘草次酸特异性受体等。受体介导的肝癌靶向治疗可明显提高肝脏的药物浓度,并且可促进药物通过受体内吞途径进入细胞内。但由于上述受体不仅分布在肝癌细胞表面,同时也分布于正常肝细胞表面,因此,受体介导的肝靶向治疗在杀伤肝癌细胞的同时,亦可能损伤正常肝细胞。

机体正常组织的血管内皮间隙多小于 100nm,而恶性肿瘤组织的血管内皮间隙明显增宽,可达 700nm,因此,利用纳米技术制备粒径介于正常组织与肝癌组织的载药纳米粒可将抗癌药物靶向转运到肝癌组织。福建医科大学附属协和医院超声科实验室制备了靶向去唾液酸糖蛋白受体的多西他赛高分子共聚物纳米粒,粒径约 200nm,联合超声辐照肿瘤组织产生的热效应、空化效应、机械效应等,使肿瘤血管扩张,通透性加大,进而促进纳米药物转运到肝癌组织,具有物理靶向肝癌的效果。此外,超声生物效应可提高肿瘤细胞膜通透性,促进药物进入肝癌细胞内,具有生物、物理双重靶向的治疗效果,并且可保护正常肝组织免受化疗药物的损害。

肝癌分子靶向治疗是指针对肝癌发生、发展过程中的某些关键的生物大分子,通过特异性阻断细胞信号转导,改变肿瘤细胞的生物学行为,或通过阻断肿瘤血管生成,进而抑制肿瘤细胞增殖,发挥抗肿瘤作用。目前用于肝癌分子靶向治疗的靶点主要有 Raf/MAPK/ERK 传导通路、血管内皮生长因子受体、表皮生长因子受体等。索拉非尼是首个主要针对 Raf 激酶的口服多靶点抗肿瘤药物,为晚期肝癌患者带来了一线曙光,但其客观疗效仍较低,且药物价格较昂贵。相信随着对肝癌病因、发病机制的深入研究,更多治疗靶点与靶向药物的发现,肝癌分子靶向治疗会拥有更加诱人的应用前景。

超声微泡介导的肿瘤靶向治疗是一种新兴的多学科交叉的肿瘤治疗新方法,将抗癌药物或基因连接到微泡表面或包载于微泡内,静脉注射后,在肿瘤局部进行超声辐照,使载药微泡在肿瘤部位定点释放药物,同时,利用微泡破裂增强的超声生物效应促使药物进入肿瘤细胞内,达到靶向治疗的效果。但目前研究较多的多为脂质微泡造影剂,粒径约 $3\mu m$,难以透过血管内皮间隙,同时脂质微泡体内半衰期短,无法达到真正的肿瘤靶向治疗作用。液态氟碳纳米粒为肿瘤超声分子诊断与靶向治疗开拓了崭新的思路,含液态氟碳的纳米粒可通过血管内皮间隙达到肿瘤细胞,通过纳米粒表面偶联的抗体或配体与肿瘤细胞结合,再通过超声辐照等方法使液态氟碳发生相转变,转变成惰性气体,使纳米粒粒径变大,变成超声造影可见的微米级造影剂,并且在肿瘤局部释放药物,可达到肿瘤超声分子靶向诊断与治疗的效果。

(陈志奎 林振湖)

参考文献

陈云超,黄道中,李开艳,等.2006.多普勒超声和超声造影对肝脏局灶性结节样增生的诊断价值.放射学实践,21(11):1175-1178

陈广源,陈汉威,覃丽虹,等.2012.瘤内注射重组溶瘤病毒联合 FOLFOX-4 方案治疗晚期肝癌.影像诊断与介入放射学,21(2):137-140

陈志奎,林礼务,王艳,等.2006.瘤内注射复方中药"99-克星"的活性成分抗肝癌作用及机制.中华医学超声杂志,3(5):266-268

常浩生,冯威健,杨绥冲,等.2010.射频消融联合肝动脉栓塞化疗及盐酸注射治疗肝癌.肿瘤研究与临床,22(1):17-19

董宝玮.1990.临床介入性超声学.北京:中国科学技术出版社

董郡.1996.病理学.第2版.北京:人民卫生出版社

郭佳,杨甲梅,吴孟超,等.2001.超声介入无水酒精瘤内注射治疗肝癌的意义.中国实用外科杂志,21(8):494-495

何德华,詹容洲.1997.肝胆病理学.上海:第二军医大学出版社

黄海擎,翟玉霞.2004.彩色多普勒在原发性肝癌合并门静脉癌栓中的应用.实用医技杂志,11(3):292-293

李开艳,张青萍.1994.肝癌门静脉癌栓及其血流动力学的彩色多普勒研究.中华超声影像学杂志,3(4):145-147

李仁富,陈松华.2007.肝脂肪缺失的超声诊断及临床意义.临床超声医学杂志,9(11):701,702

林礼务.2007.肝癌伴门静脉癌栓的诊断与治疗研究进展.中华医学超声杂志(电子版),4(1):6-10

林礼务,林学英.2007.超声造影在肝脏疾病的应用.中国肿瘤,16(3):159-162

林礼务,林学英,高上达,等.2004.超声引导门静脉联合肝动脉注射无水酒精治疗门静脉癌栓的研究.中华超声影像学杂志,13(3):195-198

林礼务,林学英,何以牧,等.2004.彩色多普勒超声对门静脉瘤栓的血流动力学研究及其诊断价值.中华超声影像学杂志,13(11):265-268

林礼务,林学英,薛恩生,等.2005.灰阶超声造影对复发性肝癌的诊断价值.中华医学超声杂志(电子版),2(5):283-285

林礼务,林学英,薛恩生,等.2006.原发性肝癌的超声造影表现与生物学特性关系探讨.中华超声影像学杂志,15(5):354-356

林礼务,林学英,薛恩生,等.2007.肝局灶结节性增生在脂肪肝背景下超声造影表现.中华超声影像学杂志,16(2):128-131

林礼务,何以牧,高上达,等.2001.超声介入无水酒精治疗门静脉癌栓的探讨.中华超声影像学杂志,10(2):81-83

林礼务,薛恩生.2007.腹盆部疾病彩色多普勒超声诊断图谱.北京:科学出版社

林礼务,高上达,薛恩生.2012.肝胆胰脾疑难疾病的超声诊断.北京:科学出版社

林晓东,林礼务,叶真,等.2000.超声诊断肝脏纤维瘤2例.中国临床医学影像杂志,11(3):221

林学英,林礼务,高上达,等.2006.实时双幅灰阶超声造影在肝细胞癌与胆管细胞癌鉴诊断中的价值.中华超声影像学杂志,15:425-427

林学英,林礼务,薛恩生,等.2006.灰阶超声造影在门静脉瘤栓诊断中的应用.中华医学超声杂志(电子版),3(1):28-30

林学英,林礼务,薛恩生,等.2007.彩色多普勒超声对特发性门静脉高压症的诊断价值.中华医学超声杂志(电子版),4(5):287-289

林学英,林礼务,薛恩生,等.2007.超声造影对原发性肝非霍奇金淋巴瘤的诊断价值.中华超声影像学杂志,16(10):915-916

林振湖,林礼务.2007.小肝癌的超声研究进展.中国医学影像学杂志,15(5):360-362

林振湖,林礼务,薛恩生,等.2008.肝背景对肝内局灶性病变超声造影的影响.中国超声医学杂志,24(5):434-437

刘复生,刘彤华.1997.肿瘤病理学.北京:北京医科大学　北京协和医科大学联合出版社

刘隆忠,陈孝岳,李安华,等.2004.超声对肝局灶性结节样增生的诊断价值.中国超声诊断杂志.5(7):502-504

刘吉斌.2004.现代介入性超声诊断与治疗.北京:科学技术文献出版社

陆婉玲,党亚正,刘军,等.2011.超声引导下经皮盐酸局部注射治疗原发性肝癌的临床研究.现代肿瘤医学,19(6):1174-1177

吕明德,董宝玮.2001.临床腹部超声诊断与介入超声学.广州:广东科技出版社

吕国荣,李新丰,王静意,等.1999.超声引导经皮醋酸注射治疗肝癌新方法.中华超声影响学杂志,8(4):229-231

田建明,王飞,叶华,等.1994.肝癌的规则性、变异性供血及其临床意义.中华放射学杂志,28(9):93-96

王凯,刘一之,蒋国民,等.2010.瘤内注射188Re锡硫胶体治疗肝癌的实验研究.临床放射学杂志,29(11):1548-1551

王甲南,向邦德,刘星,等.2012.瘤内注射MIP-3α对小鼠肝癌生长抑制作用的研究.中国免疫学杂志,28(5):407-411

汪永录,周汉高,顾公望.1999.肝癌研究进展.上海:上海科学技术文献出版社

吴静,王钟音,郑浩,等.2006.非均匀性脂肪肝的超声图像分析.首都医科大学学报,27(4):469-471

吴乃森.2009.腹部超声诊断与鉴别诊断学.第3版.北京:科学技术文献出版社

吴志勋,樊嘉,邱双健,等.2004.门静脉癌栓形成与肝脏供血特性的关系.世界华人消化杂志,12(1):243-244

武忠弼,杨光华.2006.中华外科病理学.北京:人民卫生出版社

杨嘉嘉,林礼务,薛恩生,等.2008.原发性肝细胞癌并发门静脉癌栓的分型与超声表现.中国医学影像技术,24(12):1976-1979

杨金燕,林礼务.2005.超声造影诊断肝脏疾病的现状.中国医学影像学杂志,13(5):377-380

杨金燕,林礼务,薛恩生,等.2005.实时超声造影在肝脏占位性病变定性诊断中的应用.中华医学超声杂志,2(1):18-21

杨龙,林礼务,薛恩生,等.2006.肝脏肿瘤不典型超声造影表现及其相关因素探讨.中华医学超声杂志(电子版),3(1):34-37

杨龙,林礼务,薛恩生,等.2007.原发性肝细胞癌超声造影表现与DNA增殖水平关系探讨.中华医学超声杂志(电子版),4(1):24-27

杨杨,姜楠,陆敏强,等.2007.843例肝移植供肝动脉的解剖变异.南方医科大学学报,8(24):1164-1166

杨业发,程红岩,徐爱民,等.2002.肝动脉插管栓塞治疗原发性肝癌自发破裂出血的疗效评价.中华肿瘤杂志,24(3):285-287

袁建华,陈方宏,俞文强,等.1999.间接门静脉数字减影造影对肝癌血供的研究.介入放射学杂志,8(2):85-88

周剑寅,王效民,叶社房,等.2006.表柔比星-聚乳酸缓释微球局部治疗肝癌.中国医学科学院学报,28(5):690-694

周永昌,郭万学.2006.超声医学.第4版.北京:科学技术文献出版社

周平安,林礼务,薛恩生,等.2007.彩色多普勒超声在肝内早期小感染灶与小肝癌鉴别诊断中的应用价值.中华医学超声杂志(电子版),4(3):168-170

张鹏,李晓冰,任虎虎,等.2013.经皮肝动脉栓塞化疗联合洛铂热灌注化疗治疗不能手术切除的肝细胞癌的近期疗效观察.中国肿瘤临床,5:284-286

赵许亚,周石.2012.TACE联合经皮瘤内注射碘油吡柔比星乳剂治疗中晚期肝癌疗效分析.介入放射学杂志,21(8):675-678

朱鹰,李秀英,朱殿清,等.2002.超声介导钇-90玻璃微球局部注射治疗肝癌.中国临床医学影像杂志,13(4):268-273

Ando E,Tanaka M,Yamashita F,et al.2002.Hepatic arterial injection chemotherapy for advanced hepatocellular carcinoma with portal vein tumor thrombosis:analysis of 48 cases.Cancer,95(3):588-595

Bartolotta T V,Midiri M,Scialpi M,et al.2004.Focal nodular hyperplasia in normal and fatty liver:a qualitative and quantitative evaluation with contrast-enhanced ultrasound.Eur Radiol,4(4):583-591

Catalano O,Lobianco R,Sandomenico F,et al.2003.Splenic trauma:evaluation with contrast-specific sonography and a second generation contrast medium:preliminary experience.J Ultrasound Med,22(5):467-477

Chan M K,Kwok P C,Chan S C,et al.1999.Percutaneous ethanol injection as a possible curative treatment formalignant portal vein thrombosis in hepatocellularcarcinoma.Cardeovasc Intervent Radiol,22(4):326-328

Dodd G D,Memel D,Baron R L,et al.1995.Portal vein thrombosis in patients with cirrhosis:does sonographic detection of intrathrombus flow allow ifferentiationof benign and malignant thrombus.AJR,165(3):573-577

Guan Y S,Zheng X H,Zhou X P,et al.2004.Multidetector CT in evaluating blood supply of hepatocellular carcinoma after transcatheter arterial chemoembolization.World J Gastroenterol,10(14):2127-2129

He Y M,Wang X Y,Gao S D,et al.2005.Ultrasound-guided fine needle biopsy of intrahepatic nodules and low elevation of AFP in early diagnosis of hepatocellular carcinoma.Hepatobiliary Pancreat Dis Int,4(1):50-54

Hiatt J R, Gabby J, Busuttil R W, et al. 1994. Surgical anatomy of the hepatic arteries in 1000 cases. Ann Surg, 220(1) :50

Huo T, Huang Y, Wu J C, et al. 2004. Comparson of transsarterial chemoembolization and percutaneous acetic aid injection as the primary loco-regional therapy for unresectable hepatocellular carcinoma: a prospective survey. Aliment Pharmacol ther, 19(12) : 1301-1308

Huo T I, Huang Y H, Wu J C, et al. 2004. Persistent retention of aceticic acid is associated with complete: tumour necrosis in patients with hepatocellular carcinoma undergoing percutaneous acetic acid injection. Scand J Gastroenterol, 39(2) :168-173

Jiang T A, Zhao Q Y, Chen M Y, et al. 2005. Low-concentration sodium hydroxide solution injection in normal liver parenchyma of rabbits. Hepatobiliary Pancreat Dis Int, 4(2) :285

Kunieda K, Seki T, Nakatani S, et al. 1993. Implantation treatment method of slow realease anticancer doxorubicin containing hydroxyapatite(DOX-HAP) complex. A basic study of a new treatment for hepatic cancer. Br J Cancer, 67(4) :668-673

Lin L W, Lin X D, He Y M, et al. 2003. Experimental study on ultrasound-guided intratumoral injection of "Star-99" in treatment of hepatocellular carcinoma of nude mice. World J Gastroenterol, 9(4) :701-705

Lin L W, Sun Y, He Y M, et al. 2004. Percutaneous intratumoral injection of traditional Chinese herbal compound medicine Star-99 in treatment of hepatocellular carcinoma of mice. Hepatobiliary & Pancreatic Diseases International, (1) :49-54

Lin L W, Yang J J, Lin X Y, et al. 2007. Effect of fatty liver background on contrast-enhanced ultrasonographic appearance of focal nodular hyperplasia. Hepatobiliary Pancreat Dis Int, 6(6) :610-615

Lin P C, Chang T T, Jang R C, et al. 2003. Hepatosplenic microabscesses in pediatric leukemia: a report of five cases. Kaohsiung J Med Sci, 19: 368-374

Lin L W, Yang J J, Lin X Y, et al. 2007. Effect of fatty liver background on contrast-enhanced ultrasonographic appearance of focal nodular hyperplasia. Hepatobiliary Pancreat Dis Int, 6(6) :610-615

Lin L W, Lin X Y, He Y M, et al. 2004. Experimental and clinical assessment of percutaneous hepatic quantified ethanol injection in treatment of hepatic carcinoma. World J Gastroenterol, 10(21) :3112-3117

Leung T W, Yu S, Johnson P L, et al. 2003. Phase II study of the efficacy and safety of cisplatin-epinephrine injectable gel administered to patients with unresectable hepatocellularcarcinoma. J Clin Oncol, 21(4) :652-658

Lu M, Yin X, Shen Q, et al. 2001. Intraumora injection of boiling carboplatin(BCBP) solution for treatment of liver cancer in the animal odel. Hepato-Gastroenterology, 48(41) :1328-1332

Yang L, Lin L W, Lin X Y, et al. 2005. Ultrasound-guided fine needle aspiration biopsy in differential diagnosis of portal vein tumor thrombosis. Hepatobiliary & Pancreatic Diseases International, 4(2) :234-238

Ohnishi K, Ohyama N, Ito S, et al. 1994. Ultrasound guided intratumor injection of acetic acid for the treatment of small hepatocellular carcinoma. Radiology, 193: 747~752

Quaia E, Bartolotta T V, Midiri M, et al. 2006. Analysis of different contrast enhancement patterns after microbubble-based contrast agent injection in liver hemangiomas with atypical appearance on baseline scan. Abdom Imaging, 31(1) :59-64

Metser U, Haider M A, Dill-Macky M, et al. 2005. Fungal liver infection in immunocompromised patients: depiction with multiphasic contrast-enhanced helical CT. Radiology, 235: 97-105

Mok T S, Kanekal S, Lin X R, et al. 2000. Pharmacokinetic study of intralesional cisplatin for the treatment of hepatocellular carcinoma. Cancer, 91(12) :2369-2377

Nakamura S, Tsuzuki T, 1981. Surgical anatomy of the hepatic veins and the inferior vena cava. Surg Gyncol & Obstet, 152: 43-48

Saftoiu A, Ciurea J, Gorunescu F. 2002. Hepatic arterial flood flow in large hepatocellular carcinoma with or without portal vein thrombosis: assessment by transcutaneous duplex Doppler sonography. Eur J Gastroenterol Hepatol, 14(2) :167-176

Tamai T, Seki T. 2000. Percutaneous injection of a low-concentration solution targeting hepatocellular carcinoma. Oncol Rep, 7(4) : 719-723

Von Herbay A, Schick D, Horger M, et al. 2006. Low-MI-sonography with the contrast-agent SonoVue in the diagnosis of infarction of the spleen, kidney, liver and pancreas. Ultraschall Med, 27(5) :445-450

Yoshioka Y, Hashimoto E, Yatsuji S, et al. 2004. Nonalcoholic steatohepatitis: cirrhosis, hepatocellular carcinoma, and burnt-out. J Gastroenterol, 39(12) :1215-1218